Panikattacken
Erfolgreiche Wege aus der Angst

Doris Rapolter

.

Panikattacken

Erfolgreiche Wege aus der Angst

Doris Rapolter

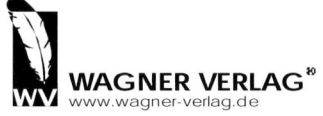

WAGNER VERLAG
www.wagner-verlag.de

Ein Buch aus dem WAGNER VERLAG

Lektorat: www.marianne-glasser.de
Umschlaggestaltung: info@boehm-design.de

1. Auflage

ISBN: 978-3-86683-624-2

Bibliografische Information der Deutschen Bibliothek
Die Deutsche Bibliothek verzeichnet diese Publikation in der
Deutschen Nationalbibliografie; detaillierte bibliografische Daten sind
im Internet über http://dnb.ddb.de abrufbar.

Die Rechte für die deutsche Ausgabe liegen beim
Wagner Verlag GmbH,
Zum Wartturm 1, 63571 Gelnhausen.
© 2009, by Wagner Verlag GmbH, Gelnhausen

www.wagner-verlag.de
www.podbuch.de
www.buecher.tv
www.buch-besttellen.de
http://www.wagner-verlag.de/presse.php

Druck: dbusiness.de gmbh · 10409 Berlin

Inhaltsverzeichnis

Warum dieses Buch

Die Tatsache, dass ich offenbar unter Panikattacken leide, konnte ich zu Beginn nur schwer einordnen, geschweige denn verstehen. Ich wusste zwar durch meine Ausbildung zur Diplomierten Gesundheits- und Krankenschwester, um was es sich grundsätzlich bei dieser Erkrankung handelt, jedoch war ich mir überhaupt nicht im Klaren, warum es gerade mich so plötzlich betraf und aus welcher Richtung Hilfe kommen könnte. Meiner Meinung nach war ich eine junge, gesunde Frau, die mit beiden Beinen fest im Leben steht. Zwar oft etwas gestresst und teilweise auch überfordert, doch in unserer heutigen hektischen Zeit gibt es doch kaum noch Menschen, die es im Alltag nicht eilig haben und/oder mit Mehrfachbelastungen zurechtkommen müssen. So gesehen lebte ich also einen für unsere Zeit durchaus normalen Alltag, teilte mit meinem Lebensgefährten und jetzigen Ehemann eine Wohnung, hatte daher einen Haushalt zu führen und darüber hinaus ging ich meinem Beruf als Diplomierte Gesundheits- und Krankenschwester in Form einer Vollzeitbeschäftigung von 40 Stunden pro Woche nach.

Als Freizeitgestaltung übte ich vor allem Sport aus, nichts Ausgefallenes, etwas Radfahren, Schwimmen, Wandern, und als zweites Hobby las ich sehr gerne, was ich bis heute beibehalten habe. Jedenfalls litt ich, von meiner Warte gesehen, aus heiterem Himmel unter Panikattacken und wusste absolut nicht, was jetzt zu tun sei und wohin ich mich wenden könnte. Das Interessante dabei ist, dass ich aus dem medizinischen Bereich komme, also sozusagen „vom Fach" bin. Und trotzdem stand ich zu Beginn und in der ersten Zeit völlig planlos, überfordert und hilflos da. Im Laufe der Suche begegnete ich einem (Über-) Angebot an Therapiemöglichkeiten und Lebensweisheiten, doch das Richtige zu tun, den richtigen Weg einzuschlagen, diese Entscheidung konnte mir niemand abnehmen. Ich erinnere mich noch sehr gut, dass ich mich damals gefragt habe, wie es denn einem medizinischen Laien in solch einer Situation erging, wenn selbst eine Krankenschwester zu Beginn absolut nicht wusste, was nun zu tun sei. Eine Zeit lang wünschte ich mir damals sogar eine körperliche Erkrankung als Ursache, was heute für mich unvorstellbar erscheint. Doch eine körperliche Erkrankung, so dachte ich, sei wesentlich einfacher zu kurieren, mit Medikamenten oder sonstigen Therapien zu behandeln.

Eine seelische Erkrankung hingegen ist viel schwieriger fassbar und die Akzeptanz in meinem beruflichen und privaten Umfeld war damals eine eher geringe. Jeder Kollege/in hätte verstanden, wenn ich beispielsweise wegen eines gebrochenen Beines sechs Wochen nicht zum Dienst hätte erscheinen können. Aber wegen Panikattacken? Nicht selten fragten Kollegen/innen nach, was ich denn nun schon wieder hätte, weil ich wieder nicht zum Dienst erscheinen konnte. Meine Panikattacken wurden eher mit einem „Augenrollen" abgetan. Ich stieß, neben sehr viel positiver Unterstützung, leider auch auf jede Menge Unverständnis. Nicht selten wurde ich von meinem Umfeld gefragt, warum ich mich denn nicht einfach etwas „zusammennehmen" oder einfach gelassener reagieren könne, wobei ich verstehe, dass es für Nichtbetroffene vielleicht wirklich schwierig sein kann, sich in diese Situation hineinzuversetzen. Zu meiner Erkrankung kam noch erschwerend hinzu, dass vor allem von beruflicher Seite keine Unterstützung vorhanden war. Es wurde darauf gepocht, dass ich bald wieder zu funktionieren hätte. Da dies weiteren negativen Stress für mich bedeutete, beschloss ich im Endeffekt, meinen Bereich zu wechseln.

Mit diesem Buch möchte ich Betroffenen in erster Linie Hilfestellungen anbieten. Ich möchte ihnen Tipps geben, wie sie diese Krise bewältigen können, welche Möglichkeiten der Unterstützung es gibt und was mir aus meiner eigenen Erfahrung geholfen hat. Die Techniken, die ich in diesem Buch bearbeite, habe ich selbst gespürt, gelernt und integriere sehr viele davon noch immer in mein jetziges, psychisch gesundes Leben. Auch heute begegne ich im privaten wie im beruflichen Bereich immer wieder Menschen, die unter Panikattacken leiden. Von einigen kam die Idee, dass es sinnvoll wäre, ein Buch mit Tipps zu diesem Thema zu verfassen. Auch ist es mir wichtig, mit dieser Arbeit mitzuhelfen, psychische Erkrankungen weiter zu enttabuisieren und ein Bewusstsein und Verständnis dafür zu schaffen, dass seelische Erkrankungen unbedingt genauso ernst zu nehmen sind wie körperliche Gebrechen. Der Mensch besteht aus einer Einheit aus Körper, Geist und Seele. Und nur wenn diese drei Komponenten in Harmonie miteinander kommunizieren und verbunden sind, ist er gesund. Dieses Buch ist auch für Angehörige, Freunde und Kollegen von Betroffenen bestimmt. Sie sollen einen Einblick erhalten, was es tatsächlich bedeutet, unter Panikattacken zu leiden, wie schwierig diese Situation für den Betroffenen ist. Ich möchte sie mit diesem Buch für das Thema sensibilisieren und im Idealfall damit erreichen, dass Menschen mit Panikattacken mehr Verständnis entgegengebracht wird. Für diese, aber auch für alle anderen Personen ist dieses Buch, wie ich finde, sehr interessant. Neben dem Informationsgehalt wird eine Vielfalt an praktischen Übungen angeboten, um nicht „nur" Körper, Geist und Seele zu heilen, sondern um den Menschen in seiner Gesamtheit gesund zu erhalten. Wenn ich auch nur einigen Menschen mit diesem Buch weiterhelfen kann, dann hat sich für mich der Zweck vollkommen erfüllt und der Aufwand gelohnt!

Mein Leben mit Panikattacken

Vorgeschichte: Der Beginn meiner Erkrankung liegt mittlerweile fast acht Jahre zurück. Trotzdem war die ganze Geschichte derart prägend für mich und mein späteres Leben, dass ich mich an nahezu jedes Detail, an nahezu jeden Vorfall noch genau erinnern kann.

Mein Leben bis zur ersten Panikattacke: Im Oktober 2000 habe ich meine Ausbildung zur Diplomierten Gesundheits- und Krankenschwester abgeschlossen. Ich kann mich noch sehr gut an die Abschlussfeier erinnern. Wir wurden nacheinander von der Pflegedienstleitung aufgerufen, erhielten unser Diplom, welches jede/r von uns stolz in Empfang nahm, und ließen uns von den Gästen feiern. Einerseits registrierte ich damals das Ende meiner Ausbildungszeit mit Wehmut, denn die Ausbildung war zwar oft sehr anstrengend und kräftezehrend, aber wir hatten auch jede Menge Spaß miteinander. Andererseits fühlte ich mich voll Tatendrang und freute mich auf meine Zeit als Diplomierte Gesundheits- und Krankenschwester und auf die Möglichkeit, meine pflegerischen und medizinischen Fähigkeiten endlich unter Beweis stellen zu können. Ich erhielt auch sofort eine Stelle im selben Krankenhaus, in dem ich die Krankenpflegeschule absolviert hatte. Somit kannte ich von Beginn an alle meine zukünftigen Kollegen/innen, was mir die Einarbeitungsphase wesentlich erleichterte. Mir waren die stationsspezifischen Gegebenheiten genauso bekannt wie das dortige Patientengut und ich wusste genau, was in etwa auf mich zukommen würde. Noch im selben Monat begann ich in dieser Abteilung für Innere Medizin zu arbeiten. Anfangs war ich natürlich entsprechend gestresst. Denn zwei Tage vorher hatte ich noch die blaue „Schüleruniform" auf derselben Station getragen und jetzt hatte ich endgültig meine „Schwesternuniform" und war für meinen Bereich voll und ganz verantwortlich. Ich wurde sehr herzlich ins Team aufgenommen, erhielt jedoch kaum so etwas wie eine Einweisung. Ich musste mehr oder weniger vom ersten Tag an alleine zurande kommen, wiewohl ich bei Unklarheiten jederzeit Fragen stellen konnte. Diese Anfangssituation war auf der einen Seite anstrengend, auf der anderen Seite wurde ich richtig gefordert und konnte mein Können endlich unter Beweis stellen, was mir auch gelang. Ich ging sehr gerne zur Arbeit, auch wenn ich nach einer Zwölfstundenschicht vollkommen erschöpft war und meist todmüde ins Bett fiel.

Die Abteilung, in der ich arbeitete, war eine Station für Innere Medizin. Kurz erklärt fallen alle Erkrankungen darunter, die nicht operiert, sondern konservativ behandelt werden. Ansonsten war diese Abteilung, wie in kleineren Krankenanstalten üblich, nicht näher spezifiziert. Zu uns kamen Patienten mit den unterschiedlichsten schweren oder weniger dramatischen Erkrankungen, von jung bis alt, wobei ein Großteil der Patienten doch eher älteren Semesters war. Gerade die älteren Patienten benötigten natürlich entsprechend intensive Pflege, was auf einer 47-Betten-Station doch sehr anstrengend werden kann. Noch erschwerend dazu kam, dass wir den Nachtdienst vollkommen alleine bewerkstelligen mussten. Dies bedeutete konkret, neben den routinemäßigen Tätigkeiten im Nachtdienst, wie beispielsweise die Medikamente und

Infusionen für den nächsten Tag bereitzustellen, die Kurvenblätter der Patienten nachzuschreiben, die Apotheke für den nächsten Tag zu bestellen, etc., brauchten pflegebedürftige Patienten natürlich auch während der Nacht entsprechende Hilfestellung. Im Nachtdienst hatte ich daher kaum Pausen, Patienten im Bett umzulagern, Haut- und Körperpflege durchzuführen, ihnen zur Toilette zu helfen und ein offenes Ohr für alle anderen Probleme und Beschwerden zu haben. Dies alles erfüllte den gesamten Nachtdienst. Auch tagsüber waren die Tätigkeiten einer Diplomierten Gesundheits- und Krankenschwester auf der einen Seite sehr interessant, aber auch physisch und psychisch sehr kräfteraubend. Der Arbeitsablauf tagsüber bestand im Wesentlichen ebenfalls aus grundpflegerischen Tätigkeiten, wie die Unterstützung oder Übernahme der Körperpflege, der Hautpflege und der Hautkontrolle, der Kontrolle des Befindens des jeweiligen Patienten, der Dokumentation der Beobachtungen, ob sich Besserungen im Krankheitsbild zeigten oder nicht, Essen eingeben oder dabei unterstützen, zu trinken geben, Vitalzeichen (Blutdruck, Puls, Sauerstoffsättigung des Blutes) kontrollieren, Blutzucker messen und gegebenenfalls diesen heben oder senken usw. Sehr viele unserer Patienten waren aufgrund ihrer Erkrankung immer wieder bei uns stationär und so konnte ein entsprechender Bezug zu diesen Personen aufgebaut werden, was auch mit viel Spaß verbunden war. Neben den grundpflegerischen Tätigkeiten musste auch sehr viel rund um den Patienten organisiert werden. Er musste seine Untersuchungen rechtzeitig erhalten, seine Medikamente und Infusionen verabreicht bekommen, es musste oft über eine Weiterversorgung für zuhause nachgedacht werden.

Gerade wenn ein Patient zusehends körperlich schwächer wird und seinen Alltag nicht mehr alleine bewältigen kann, muss mit dem Patienten und dessen Angehörigen über die Weiterversorgung gesprochen werden, es müssen eventuell verschiedenste Einrichtungen kontaktiert werden, die ein Weiterkommen nach dem Krankenhausaufenthalt ermöglichen, und so weiter. Das heißt, dass man nicht „nur" Pflege leistet, sondern auch ein gewisses Organisationstalent besitzen muss. Als Diplomierte Gesundheits- und Krankenschwester stellt man die erste Ansprechperson für den Patienten dar und steht daher oft als Kontaktperson zwischen dem Arzt und dem Patienten. Oft getrauen sich Patienten nicht, gewisse Dinge dem Arzt bei der Visite mitzuteilen, und so kann es sehr hilfreich sein, wenn sie einen weiteren Ansprechpartner haben – uns Schwestern und Pfleger. So kam und kommt es nicht gerade selten vor, dass ich als Krankenschwester Vermittlerin zwischen den behandelnden Ärzten und dem Patienten bin. Die Personalsituation auf unserer Station war zudem alles andere als befriedigend. Für 47 Betten waren im Schnitt zwei Diplomierte Gesundheits- und Krankenschwestern, zwei Pflegehelfer, die Stationsschwester und, wenn wir Glück hatten, ein bis zwei Schüler verantwortlich. Es gab also für alle Anwesenden alle Hände voll zu tun und am Abend, nach einem zwölfstündigen Arbeitstag, war ich oft wirklich sehr erschöpft. Doch im Großen und Ganzen hatte ich das Gefühl, dass ich den Arbeitsalltag gut bewältigen konnte. Mit meinem Privatleben war ich ebenfalls sehr zufrieden. Ich hatte einen sehr lieben Freund (der mittlerweile mein Ehemann geworden ist) und eine eigene Wohnung mit ihm zusammen. Ich hatte einige Haustiere, um die ich mich sehr gerne kümmerte, Freunde, die für mich da waren, kurzum ein einfaches, aber für mich glückliches Leben, in dem ich eigentlich alles hatte, was ich mir zur damaligen Zeit wünschte. Auch eine meiner Kolleginnen teilte mir eines Tages mit, dass sie es sehr an mir bewundere, wie genau ich wüsste, was ich will, und wie fest ich im Leben stehen würde. Und so fühlte ich mich auch. Sicher hatte ich in meiner Vergangenheit einige Schwierigkeiten gehabt. Meine Kindheit war nicht gerade sehr einfach gewesen und mit nur sechzehn Jahren zog ich schließlich von zuhause aus, da ich keine andere Möglichkeit sah, meinen Berufswunsch Krankenschwester zu verwirklichen. Ich wohnte großteils bei meinem Freund und jetzigen Ehemann und hatte, als ich schließlich mit 17 Jahren die Krankenpflegeschule begann, auch ein Zimmer im Wohnheim. Also verlief auch diese Zeit in halbwegs geregelten Bahnen, auch wenn die Unterstützung von zuhause fehlte. Ich diplomierte schließlich im Oktober 2000 sogar mit ausgezeichnetem Erfolg, hatte sofort einen Job und war und bin mit meinem Leben glücklich. Meine Lebensumstände habe ich deshalb in verkürzter Form niedergeschrieben, um so zu verdeutlichen, dass ich vor dieser Erkrankung weder ängstlich noch unzufrieden oder zu gestresst war. Zumindest konnte ich diese Dinge nicht an mir wahrnehmen. Sicherlich gab es Tage, an denen es sehr turbulent in meinem Leben zuging, aber wem von uns geht es nicht gelegentlich so. Umso schlimmer war es für mich, als ich zum ersten Mal eine Panikattacke erlitt.

21. November 2002: Ein Tag, der mein gesamtes späteres Leben vollkommen verändern sollte. Ich war bereits etwas länger als zwei Jahre in der Abteilung für Innere Medizin tätig. Die Arbeit hatte sich in dieser Zeit zwar nicht wesentlich verändert, das Team jedoch sehr wohl. Irgendwie wurde der Zeitpunkt von allen, von der Stationsleitung genauso wie von den Teamkollegen, vollkommen übersehen, ab welchem es im Team einfach nicht mehr funktionierte. Eigentlich war jeder gegen jeden und ich weiß noch, dass ich jedes Mal, wenn ich aus dem Dienst ging, das Gefühl hatte, dass jetzt ich „dran sei", dass also über mich „gelästert" wurde. Zwar schien mich dieses Gefühl erst nicht wesentlich zu beeindrucken, doch es sollte sich herausstellen, dass diese Situation für mich wesentlich belastender war, als ich zuerst gedacht hatte. Auch eine von der Hausleitung angeordnete Supervision konnte keine Änderung des Verhaltens herbeiführen, da die Probleme überhaupt nicht angesprochen oder auch nur ansatzweise bearbeitet wurden. In unserem Fall war diese Supervision eher sinnlos, da keiner bereit war, über seinen Ärger offen zu sprechen. Aus der heutigen Sicht ist dies für mich vollkommen unvorstellbar. Ich habe mittlerweile glücklicherweise gelernt, auch unangenehme Dinge offen und objektiv, um eine Lösung bemüht, anzusprechen, aber damals war dies eben noch nicht der Fall. Ich hatte Angst, mich mit jemandem anzulegen, ich versuchte, allen möglichst alles recht zu machen, um ja gemocht und respektiert zu werden, was in Wahrheit ein Kampf gegen Windmühlen war. Es ist doch vollkommen klar, dass nicht jeder jeden mögen kann, aber man sollte zumindest die Reife besitzen, auf beruflicher Ebene miteinander umgehen zu können.

Damals war ich noch eine „Ja-Sagerin", was vielen sehr gelegen kam und auch entsprechend (aus)genutzt wurde. Egal, ob jemand auf Grund einer Erkrankung eines Kollegen einspringen musste oder von einer etwas unbeliebteren Tätigkeit abdelegiert werden wollte, ich sagte natürlich „Ja" dazu, auch wenn ich mich innerlich sehr wohl oft darüber ärgerte, dass einerseits schon wieder ich zum Handkuss kam und ich andererseits scheinbar nicht fähig war, Dinge offen abzulehnen, auch einmal „Nein" zu sagen.

20.00 Uhr, in meinem Zuhause: Nach einem zwölfstündigen Arbeitstag kam ich müde und vollkommen erschöpft nach Hause. Ich hatte mir angewöhnt, zu Fuß zur Arbeit zu gehen. So konnte ich vor allem beim Nachhauseweg Stress abbauen. Der Weg führte durch ein kurzes Waldstück, und das Gehen in der Natur wirkte sehr erholsam auf mich. Dieser zehnminütige Weg nach Hause half mir abzuschalten und mich wieder etwas zu regenerieren. Ich fühlte mich sehr müde und ausgelaugt, hatte Schwierigkeiten, mich noch auf irgendetwas zu konzentrieren. Meine Beine schmerzten vom Herumlaufen den ganzen Tag über und ich freute mich schon sehr auf mein Zuhause, vielleicht auch auf eine Tasse Tee und auf meine gemütliche Couch. Als ich zuhause ankam, waren mein Lebenspartner und zwei unserer Freunde anwesend. Ich weiß noch, dass ich, so gern ich meine Freunde habe, an diesem Tag lieber meine Ruhe gehabt hätte; ich sehnte mich nach etwas Entspannung und Erholung, ohne mit irgendjemandem plaudern zu müssen. Nichtsdestotrotz nahm ich neben meinem Partner Platz und versuchte zumindest durch Zuhören dem Gespräch zu folgen. Da ich Hunger verspürte, aß ich eine Kleinigkeit, und während ich dem Gespräch mehr oder weniger aufmerksam lauschte, spürte ich ein plötzlich auftretendes Schwindelgefühl. Dieses verflüchtigte sich beinahe ebenso rasch wieder, wie es begonnen hatte, und so dachte ich einfach nur, dass Übermüdung und Erschöpfung dafür verantwortlich seien und ich einfach nur endlich etwas Ruhe bräuchte.

Kurze Zeit später verabschiedeten sich unsere Freunde. Jetzt stand einer Pause auf der Couch nichts mehr im Wege. Da ich mich sehr erschöpft fühlte, freute ich mich richtig auf eine Auszeit und ein kleines „Nickerchen". Ich machte es mir also auf der Couch bequem, deckte mich zu und schloss die Augen. Im Hintergrund lief der Fernseher, denn mein Partner sah sich die Nachrichten an, und kurz vor dem Wetterbericht döste ich ein. Und dann, ganz plötzlich, wie aus dem Nichts, blieb mir die Luft weg und mein Herz begann wie verrückt zu schlagen. Mein erster Gedanke war: „O Gott, was ist denn jetzt los, ich ersticke", und ich öffnete die Augen. Mein Herz raste, mein Brustkorb schnürte sich immer mehr zu und ich konnte kaum mehr atmen. Mir war furchtbar schlecht, ich konnte jedoch nicht erbrechen. Doch das weitaus Schlimmste an dieser Situation war, dass ich das erste Mal in meinem Leben so etwas wie Todesangst verspürte. Ich glaubte tatsächlich, dass es im Bereich des Möglichen war, dass ich jetzt sterben würde, vielleicht durch Ersticken. Dies war ein unbeschreiblich furchtbarer, vernichtender, für Menschen, die so ein Gefühl glücklicherweise noch nie erleben mussten, schwer zu erklärender Zustand. Bis zu diesem Tag war mir der Begriff „Todesangst" zwar theoretisch bekannt, doch jetzt spürte ich am eigenen Leib, was er tatsächlich bedeutete. Ich hatte tatsächlich Angst, jetzt sofort zu sterben. Ich, die bisher geglaubt hatte, gesund und fit zu sein, und nie damit gerechnet hätte, ernsthaft zu erkranken oder gar zu sterben. Mich erfasste die pure Panik. Ich war schweißgebadet. Ich rief nach meinem Partner und teilte ihm vollkommen aufgelöst und panisch mit, dass ich kaum mehr atmen könne. Ich bat ihn, sofort den Notarzt zu rufen und das Fenster zu öffnen. Er erschrak natürlich angesichts der plötzlich veränderten Situation und fragte, was denn los sei. Ich sagte nochmals: „Ich bekomme keine Luft mehr, ich ersticke gleich, bitte ruf sofort Hilfe!" Er reagierte sofort, sprang auf, rief umgehend den Notarzt und öffnete das Fenster. Ich lagerte meine Beine hoch, um irgendetwas in dieser völlig hilflosen Situation zu tun, und hoffte inständig, dass der Notarzt rechtzeitig eintreffen würde. Innerhalb weniger Minuten war er tatsächlich anwesend, auch wenn es mir schier endlos vorkam. Er erkundigte sich kurz nach meinen Beschwerden und merkte natürlich auch, dass ich ganz panisch und verängstigt war. Da mir noch immer wahnsinnig übel war, erhielt ich Medikamente, welche auch fast sofort wirkten. Allmählich konnte ich wieder halbwegs normal atmen, doch ich konnte nicht glauben, was passiert war, und hatte Angst, dass es wieder passieren könnte. Der Notarzt entschloss schlussendlich, mich in das nächste Krankenhaus bringen zu lassen. Ich wurde also zum Krankenwagen geleitet, der mich auf einer Station im Krankenhaus absetzte. Man muss sich vorstellen, dass sich dieser Vorfall innerhalb weniger Minuten ereignete. Im einen Moment war ich noch froh, endlich in Ruhe auf meiner Couch zu liegen und mich entspannen zu können, und im nächsten Moment lag ich auf einer Krankenbahre und befand mich auf dem Weg in ein Krankenhaus. Dies alles geschah so schnell, dass mir gar keine Zeit blieb, darüber nachzudenken. Ich weiß noch, dass wir in der Aufregung vollkommen vergessen hatten, Schuhe für mich mitzunehmen oder mir welche anzuziehen, und so ging ich vorerst in meinen Socken durchs Krankenhaus. Es war ein sehr eigenartiges Gefühl, als ich mit der Bahre ins Krankenhaus gefahren wurde und danach auf die zuständige Station. Noch dazu landete ich genau auf der Station, auf welcher ich selbst tätig war, was mir persönlich eher peinlich war. Zum einen wollte ich nie, dass ich auf derselben Station als Patientin liege, auf der ich auch beruflich tätig bin, aber es blieb mir nichts anderes übrig und ich war froh, überhaupt ärztliche Hilfe zu erhalten. Da ich noch eine Weile auf mein Bett warten musste, saß ich mit einer Tasse Tee im Wartebereich der Abteilung. Es ging mir körperlich so weit wieder gut. Zwar war ich noch geschockt, doch die Symptome waren zur Gänze verschwunden. Nur eine bleierne Müdigkeit war geblieben, ich hätte an Ort und Stelle, auf dem Stuhl sitzend, einschlafen können. Außerdem hatte ich Angst, diesen Zustand noch einmal erleben zu müssen. Der „Anfall", denn ich wusste ja noch nicht genau, was mit mir los war, hatte etwa zehn Minuten angedauert. Als schließlich ein Bett für mich zur Verfügung stand, ging es mir so gut, dass ich überlegte, ob ich überhaupt stationär bleiben sollte. Vielleicht hatte ich einfach einen zu harten Tag hinter mir gehabt und sollte vielleicht etwas kürzer treten. Der Notarzt konnte mir nicht sagen, was mit mir los war, und so, dachte ich, konnte es nicht so schlimm sein. Gerade als ich der diensthabenden Schwester mitteilen wollte, dass ich nicht stationär bleiben wollte, begann alles wieder von vorne. Anfangs spürte ich einen drückenden Schmerz im linken Oberbauch, der sich zum Magen hin ausbreitete. Danach zog sich mein Magen zusammen, ich hatte ein Engegefühl im Brustkorb, bekam plötzlich kaum mehr Luft und mein Herz begann zu rasen. Ich wandte mich umgehend an die Schwester und ein anwesender Turnusarzt, also ein Arzt in Ausbildung, fertigte daraufhin ein EKG an. Wie sich herausstellte, hatte ich eine Herzfrequenz von 162 Schlägen pro Minute. Wenn man bedenkt, dass die normale Herzfrequenz beim Erwachsenen in Ruhe 60 bis 70 Schläge pro Minute beträgt, also sehr stark erhöht. Ich spürte die gleiche panische Angst und hoffte, dass mir rechtzeitig geholfen werden konnte. Der Arzt gab mir Beruhigungstropfen und nach einigen Minuten war das Ganze wieder vorbei. Ich war mir in diesem Moment noch vollkommen sicher, dass diese Symptome eine rein körperliche Ursache haben müssten; den Gedanken, dass ich ein seelisches Problem habe könnte, welches sich durch körperliche Symptome bemerkbar macht, hatte ich nicht im Entferntesten. Für mich war klar, dass ich mich körperlich durchuntersuchen lassen musste, um die Ursache zu finden. So blieb ich vorerst im Krankenhaus.

Am nächsten Tag bei der Visite war auch keine Rede von einer psychischen Problematik und es wurden diverse Blutabnahmen und sonstige Untersuchungen angeordnet, von denen angenommen wurde, dass sie das Problem lokalisieren könnten. Der Primar teilte mir mit, dass er sicher sei, ich sei psychisch vollkommen gesund, und dass er vorhätte, die körperliche Ursache auf jeden Fall zu finden. So vergingen weitere drei Tage im Krankenhaus. Ich hatte diese Anfälle etwa vier- bis fünfmal in 24 Stunden. Manchmal waren es auch noch mehr, selten weniger als diese. Nach jedem Anfall fühlte ich mich unglaublich müde und ausgezehrt, so als ob ich mich körperlich vollkommen verausgabt hätte. Ich musste mich nachher immer sofort ins Bett legen und einige Zeit schlafen. Anschließend war ich zwar körperlich wieder einigermaßen erholt, doch ich hatte mittlerweile ununterbrochen Angst. Während des Anfalls hatte ich Angst zu sterben und nach dem Anfall fühlte ich panische Angst vor dem nächsten. Appetit war kaum mehr vorhanden, ich aß nur sehr wenig, da ich einerseits keinen Hunger mehr verspürte und andererseits Angst hatte, mit dem Essen meinen Magen so zu reizen, dass er wieder beginnen würde sich zu verkrampfen, und ich somit eine weitere Panikattacke auslösen könnte. Daher vermied ich es zu essen und zu trinken. Da ich ohnehin schon sehr schlank war und bin, hatte dies entsprechende Auswirkungen auf mein Gewicht, meinen Kreislauf und mein allgemeines Befinden.

Die Untersuchungen selbst brachten keine Ergebnisse. Das Lungenröntgen, diverse Ultraschalluntersuchungen und meine Laborwerte bestätigten, dass ich körperlich vollkommen gesund war. So verließ ich am Morgen des vierten Tages verunsichert und völlig planlos das Krankenhaus. Die Ärzte konnten nicht mehr für mich tun, und eine seelische Problematik wurde nicht angesprochen. Ob ärztlicherseits eine psychische Problematik vermutet wurde oder nicht, weiß ich nicht, jedenfalls wurde mir nichts in diese Richtung mitgeteilt.

Wieder zuhause: Zuhause angekommen, wurde ich von meinem Mann umsorgt, gehegt und gepflegt, doch die „Anfälle" blieben trotzdem nicht aus. Dass es sich dabei um Panikattacken handelte, sollte ich erst sehr viel später erfahren. Wenn ich die Situation heute rückwirkend betrachte, war mein größtes Problem nicht unbedingt die Panikattacke an sich, sondern das Unwissen, was mit mir los war, und das Gefühl, von professioneller Seite vollkommen im Stich gelassen worden zu sein. Zur damaligen Zeit war ich noch Raucherin und ich kann mich noch gut erinnern, dass ich immer dann, wenn ich eine Panikattacke erlitt, große Angst hatte, gerade eine Lungenembolie zu erleben. Damit möchte ich sagen, dass ich vollkommen auf meinen Körper und dessen Symptome fixiert war und die seelische Komponente als Ursache ausschloss. Schließlich sind die Symptome einer Panikattacke sehr organbezogen. In meinem Fall war das Symptom einer starken Atemnot mit Einengung des Brustkorbes für mich ein Zeichen für eine Pulmonal-Embolie (Lungenembolie) und ich hatte große Angst zu ersticken.

Dezember: Die Panikattacken bestimmten mittlerweile meinen Alltag. Noch immer überkamen sie mich vier- bis fünfmal am Tag. Ich war vollkommen unfähig, meiner Tätigkcit als Krankcnschwester weiter nachzukommen. Schon die Bewältigung meines Alltags kostete mich alle Kraft. Ich war davon überzeugt, dass ich körperlich krank sei und die Ursache bisher einfach nicht gefunden wurde. Und meine körperlichen Symptome bestätigen mich in dieser Annahme, da ich genau an der Stelle, an der ich annahm erkrankt zu sein, plötzlich auch tatsächlich entsprechende Schmerzen, Atemnot oder andere typische

Symptome auftraten; diese steigerten sich teilweise zu richtig starken Schmerzen, und erst wenn mir ärztlicherseits bestätigt wurde, dass ich an dieser Stelle organisch gesund sei, verschwanden die Symptome wieder, um an einer anderen Stelle meines Körpers wieder aufzutauchen. Angangs hatte ich Angst, an einer Lungenembolie zu ersticken, danach fürchtete ich mich davor, einen Schlaganfall zu erleiden, und fühlte starke Kopfschmerzen und Schwindel. Später war ich mir sicher, dass mit meinem Magen etwas nicht in Ordnung sei usw. Und jedesmal die gleiche panische Angst, dass dieses oder jenes kranke Organ schuld sei an meiner schlechten körperlichen und seelischen Verfassung. Es ist wirklich sehr schwierig, diese Dinge verständlich zu erklären und niederzuschreiben und zu verdeutlichen, wie furchtbar diese Phasen eigentlich waren. Da sich keinerlei Besserungen einstellten, beschloss ich, mich in einem anderen Krankenhaus stationär aufnehmen zu lassen, um eine zweite Meinung einzuholen und mich noch einmal durchuntersuchen zu lassen. Wieder folgten diverse Routineuntersuchungen und ironischerweise hoffte ich schon richtig auf eine körperliche Erkrankung, egal, welche, damit nur endlich eine Ursache gefunden war und eine entsprechende Therapie begonnen werden konnte. Doch auch diese Ergebnisse bestätigten mir, dass ich körperlich vollkommen gesund sei. Ich war völlig verzweifelt, ängstlich und weinerlich. Ich hatte das Gefühl, schwer krank zu sein, aber offensichtlich erkannte niemand (rechtzeitig) die Ursache. Ein furchtbares Gefühl. Insgesamt war ich in diesem Krankenhaus vier Tage stationär. Während dieser Zeit war ich jeden Morgen die Einzige in unserem Fünfbettzimmer, die schon wieder aufgrund von irgendwelchen Untersuchungen nüchtern sein musste. Alle Mitpatientinnen frühstückten (verdienterweise) gemütlich, während ich schon wieder mit knurrendem Magen auf eine Untersuchung warten musste. Ich war mit Abstand die Jüngste im Zimmer und meine Mitbewohnerinnen kümmerten sich sehr liebevoll um mich. Sobald ich von einer Untersuchung zurückgebracht worden war und somit „Anspruch" auf mein Frühstück hatte, organisierte mir eine Zimmerkollegin dieses. Schließlich hatte ich bereits einiges abgenommen, und nachdem ich ohnehin schon sehr schlank war und bin, war ich bald etliche Kilos unter meinem sonstigen Gewicht.

In der dritten Nacht meines Aufenthaltes im Krankenhaus hatte ich plötzlich starke Unterbauchschmerzen auf der rechten Seite. Nachdem sie nicht nachließen, klingelte ich der Nachtschwester, die daraufhin sofort den diensthabenden Turnusarzt verständigte. Meine Zimmerkolleginnen schliefen bereits, es war schließlich nach Mitternacht. Ich hatte starke Schmerzen und schwitzte stark. Der Arzt untersuchte mich daraufhin im Zimmer. Er nahm mich und mein Befinden sehr ernst und hörte sich genau an, welche Beschwerden und Sorgen ich ihm schilderte. Ich war davon überzeugt, dass eine Blinddarmentzündung die Ursache für die Schmerzen sei, schließlich passte die Lokalisation. Doch es schien alles vollkommen in Ordnung zu sein. Nachdem er mir das Ergebnis seiner Untersuchung mitgeteilt hatte, entspannte ich mich nach und nach wieder etwas, bis diese Beschwerden schließlich wieder vollkommen abgeklungen waren. Wieder nichts, wieder wurde keine Ursache gefunden. Ich war verzweifelt. Und dann erzählte mir dieser Arzt etwas, das mich zum ersten Mal wirklich auf den Gedanken brachte, ich könnte ein psychisches Problem haben, was bis dahin für mich schlichtweg absurd war. Er erzählte mir von einem Studienkollegen. Dieser schaffte es in regelmäßigen Abständen, bei anstehenden Prüfungen, für die er etwas zu wenig gelernt hatte, morgens Fieber zu haben. Damit konnte er sich krank melden und musste nicht bei der Prüfung erscheinen. Was er mir damit sagen wollte, war, dass auch ich mich offensichtlich so lange in ein körperliches Problem hineinsteigerte, bis ich tatsächlich entsprechende Schmerzen verspürte. Er war der Ansicht, dass es sich in meinem Fall um eine psychische Problematik handelte, und empfahl mir, in dieser Richtung Hilfe zu suchen. Um seine Sichtweise zu bestätigen, legte er mir außerdem nahe, es mit einer Beruhigungstablette zu versuchen und zu überprüfen, ob die körperlichen Symptome damit verschwinden würden. Wäre dies der Fall, so würde sich seine Theorie bestätigen. Ich befolgte seinen Ratschlag, was sich in Endeffekt als richtig erweisen sollte. Von der Nachtschwester erhielt ich eine Tablette. Ich hatte schon sehr lange nicht mehr so gut geschlafen. Nach sehr kurzer Zeit, etwa zehn Minuten nach Einnahme der Tablette, wichen die Angst und die Anspannung vollkommen und ich fühlte mich zum ersten Mal seit langer Zeit wirklich entspannt. Ich lag im Bett und die ganze Anspannung der letzten Zeit fiel von mir ab. Ich hatte keinerlei Schmerzen oder sonstige Beschwerden.

Zur Vervollständigung meiner Erzählung werde ich das Präparat anführen, welches ich von dem Arzt erhalten hatte. Dabei handelte es sich um Lexotanil 3 mg. Es ist eine kleine knallrosa Tablette mit einer Bruchlinie in der

Mitte. Lexotanil ist ein so genanntes Anxiolytikum und wirkt bereits in geringer Dosis angst- und spannungslösend, gegen nervöse Gespanntheit und Unruhe. Bromazepam, der Wirkstoff dieses Präparates, ist ein so genanntes Benzodiazepin, welches seine Wirkung über spezifische Rezeptoren im Nervensystem entfaltet. Durch Bindung an diese Rezeptoren wird die Hemmwirkung eines körpereigenen Stoffes auf die Erregungsübertragung in den Nerven verstärkt. Psychische Entspannung sowie die Beseitigung von Angst- und Spannungszuständen sind die Folge.

Bei der Morgenvisite am nächsten Tag teilte ich dem Arzt mit, dass ich eine psychische Ursache für meine Probleme vermutete. Er wusste durch die ärztliche Morgenbesprechung bereits Bescheid, was sich in dieser Nacht ereignet hatte, und stimmte mir zu. Er äußerte außerdem den Verdacht, dass es sich um Panikattacken handeln könnte. Zum ersten Mal wurde auch von ärztlicher Seite eine psychische Problematik als Ursache für meine Beschwerden in Betracht gezogen. Ich konnte zwar mit dieser Aussage noch nichts anfangen, doch zumindest hatte ich einen wichtigen Anhaltspunkt erhalten. Da ich so weit durchuntersucht war und mir in diesem Krankenhaus keine psychischen Hilfestellungen angeboten wurden, verließ ich noch am selben Morgen, ausgerüstet mit einem Rezept für Lexotanil und der Empfehlung, mir dies zu besorgen, das Krankenhaus. Ich besorgte mir das Medikament zwar in der Apotheke, wusste aber gleich, dass ich es nur im äußersten Notfall einsetzen würde. Da solche Medikamente ein hohes Gewöhnungs- und Abhängigkeitspotential in sich bergen, war es für mich absolut kein Thema, diese regelmäßig einzunehmen.

Ich kam schließlich wieder zuhause an und überlegte mir, wie ich mein Leben in Zukunft meistern würde, vor allem, wie ich wieder gesund werden konnte. Panikattacken waren für mich bisher Fremdland. Ich wusste prinzipiell, dass sie existieren, aber mir war weder klar, welche möglichen Ursachen diese haben könnten, noch, woher ich Hilfe erhalten würde oder was überhaupt zu tun sei. Die Zeit drängte, denn schließlich war ich nach wie vor nicht arbeitsfähig und der Unmut seitens des Dienstgebers wuchs zusehends, obwohl er über die Gründe meines Ausfalls informiert war.

Zuhause erlitt ich wieder etwa vier bis sechs Panikattacken am Tag. Manchmal mehr, manchmal auch weniger. Mein Lebenspartner war in dieser Zeit eine große Stütze für mich. Er war Tag und Nacht zur Stelle, ging einkaufen, wenn ich es nicht konnte, nahm mich sehr oft in den Arm und tröstete mich, bis ich mich entweder wieder beruhigt hatte oder eingeschlafen war. Mit der Zeit lernte ich auch, dass ich eine Panikattacke etwas leichter überstand, wenn ich nicht still dasaß, sondern mich im Raum auf und ab bewegte. Durch die Bewegung wurde etwas an Stress abgebaut und die Panikattacke hielt meist weniger lange an. Es nahm einige Zeit in Anspruch, den für mich richtigen Weg zu finden. Ich recherchierte im Internet, um herauszufinden, was genau Panikattacken eigentlich waren und wie viele Betroffene es etwa gab. Der Gedanke, dass ich mit dieser Erkrankung bei Weitem nicht alleine war, erfüllte mich doch mit Trost und Zuversicht. Ich war schließlich davon überzeugt, dass ich es schaffen würde, wieder vollkommen gesund zu werden. Ich war im Krankenhaus vor vollendete Tatsachen gestellt worden. Ich wusste nun, was mit mir los war, und mein Kampfgeist war geweckt. Zum ersten Mal seit längerer Zeit spürte ich zumindest kurzfristig frische Energie und Tatendrang in mir. Im Internet recherchierte ich auch, welche Arten von Therapien mir eventuell helfen könnten. Mir war vollkommen klar, dass ich nur im äußersten Notfall Psychopharmaka einnehmen wollte. Keinesfalls wollte ich von einem Arzt auf irgendwelche Präparate eingestellt werden, um die Panikattacken zu unterdrücken. Ich hatte viel zu große Angst vor einer Abhängigkeit. Außerdem wollte ich meiner Seele eine Chance geben, sie hören und versuchen, die Symptome zu deuten. Auf diese Weise und mit entsprechender professioneller Unterstützung hoffte ich auf eine baldige Besserung meines Zustandes. Mein großer Vorteil war sicherlich, dass ich nicht lange gewartet habe, bevor ich professionelle Hilfe in Anspruch nahm. Die meisten Menschen, die unter Panikattacken leiden, warten im Schnitt ganze sieben Jahre, bevor sie sich professionell helfen lassen und auch einiges selbst unternehmen. Ich begann nach einigen Monaten mit entsprechenden Therapien. Trotzdem ist es nie zu spät und damals hätte mir ein Buch mit Tipps, was ich unternehmen kann, um wieder gesund zu werden, sehr geholfen, denn ich musste mich erst durch den Dschungel an Möglichkeiten kämpfen. Ich hoffe daher, dass ich den Leserinnen und Lesern mit meinem Weg weiterhelfen kann. Mir persönlich gelang es damit, wieder vollkommen gesund zu werden.

Panikattacken: einige Fakten dazu

Was versteht man unter Panikattacken?

Panikattacken sind wiederholte Angstzustände, die völlig unerwartet, aus heiterem Himmel, auftreten und mit intensiven vegetativen Symptomen einhergehen (Schwitzen, Zittern, Herzrasen, Atemnot, Übelkeit, Bauchschmerzen etc.). Sie dauern etwa fünf bis fünfzehn Minuten, selten können sie auch noch länger andauern. In der Folge treten häufig Erwartungsängste, die so genannte „Angst vor der Angst", auf. Auch der soziale Rückzug ist ein Thema. Viele Betroffene trauen sich nicht mehr in die Öffentlichkeit zu gehen, aus Angst, inmitten all dieser Menschen eine Panikattacke zu erleiden und die Kontrolle zu verlieren. So ziehen sie es in der Folge vor, sich aus dem gesellschaftlichen Leben und dem Alltag oft völlig zurückzuziehen, und verlassen alleine kaum mehr ihr privates Umfeld, in dem sie sich sicherer fühlen und vor allem geschützter, sollte es zu einer neuerlichen Panikattacke kommen. Panikattacken treten oft im jungen Erwachsenenalter auf und stehen meist in Verbindung mit außergewöhnlichen Stressbelastungen auf biologischer, psychischer und sozialer Ebene. Oft sind junge, sehr engagierte Menschen davon betroffen, die bereits früh „auf eigenen Beinen" stehen mussten und Verantwortung zu tragen hatten. Etwa 3-4 % der Menschen erkranken im Lauf ihres Lebens an Panikattacken. Einzelne Attacken treten wesentlich häufiger auf.

Arten von Panikattacken

Spontane Panikattacken: Wie der Name schon sagt, treten spontane Panikattacken plötzlich und vollkommen unerwartet auf, sozusagen aus heiterem Himmel. Das Auftreten ist unabhängig vom Ort oder der Situation, in der sich der Betroffene gerade befindet. Spontane Panikattacken treten oft während des Schlafes auf. Diese Art von Panikattacken hat mich betroffen. Ich ruhte mich auf meiner Couch im Wohnzimmer aus, und unmittelbar nachdem ich begonnen hatte, meine Anspannung loszuwerden und mich zu entspannen, trat die Panikattacke völlig unerwartet auf. Aus dieser unerwarteten Situation mit der überaus heftigen Symptomatik entwickelte sich rasch die „Angst vor der Angst", also die Angst vor einer neuerlichen Panikattacke.

Spezifische Panikattacken: Spezifische Panikattacken treten in Verbindung mit bestimmten Plätzen oder Situationen auf, die für den Erkrankten angsterzeugend sind. Beispielsweise gibt es Menschen, die nicht mit dem Auto durch einen Tunnel fahren können, da ihnen diese Situation des Eingeschlossenseins Panik verursacht. Als Reaktion darauf vermeidet dieser Mensch danach meist diese angstauslösenden Momente und zieht sich insgesamt eher zurück.

Situationsbedingte Panikattacken: Situationsbedingte Panikattacken treten in Verbindung mit bestimmten Plätzen oder Situationen auf, wobei der Platz oder die Situation selbst nicht der Grund für die Angst sind. Beispielsweise erlebt jemand in der Straßenbahn eine Panikattacke.

Als Reaktion darauf hat er Angst, neuerlich mit der Straßenbahn zu fahren, und leidet aus diesem Grund gehäuft unter Panikattacken. Dabei genügt teilweise bereits die Vorstellung dieser Situation, um erneut Angst zu haben.

Wie ich bereits erwähnte, waren das Schlimmste nicht unbedingt die Panikattacken selbst, sondern das Unwissen, womit ich es zu tun hatte. Die Phase, in der ich noch auf der Suche nach möglichen Ursachen war, war für mich die schwierigste, welche mich besonders viel Kraft gekostet hat. Sobald ich erfahren hatte, dass ich offensichtlich unter Panikattacken litt, konnte ich mich darauf einstellen; ich hatte endlich eine Begründung für all die Beschwerden. Die Attacken dauerten zwar weiterhin an, doch wenigstens hatte ich mit dieser Diagnose einen Anhaltspunkt und konnte mir nun genauer überlegen, von welcher Richtung ich mir Hilfe holen könnte. Mir war bewusst, dass meine Seele mir auf körperlicher Ebene etwas mitteilen wollte. Ein Wink mit dem Zaunpfahl sozusagen, und deshalb hatte es oberste Priorität, mich mit meiner seelischen Ebene zu befassen. Ich wollte daher die Symptome nicht überdecken, indem ich Medikamente einnahm. Für mich stand von Anfang an fest, dass ich mich mit meiner Psyche auseinandersetzen wollte und musste, denn nur so konnte eine echte Heilung stattfinden.

Erst einmal begann ich, mich über Panikattacken genauer zu informieren. Mir war zwar deren Existenz bekannt, ich wusste aber weder etwas Genaueres über mögliche Symptome noch, ob viele Menschen davon betroffen waren und wenn ja, wie viele und in welchem Alter diese waren.

Diese Recherchen halfen mir dabei, mich in meiner Krise nicht alleine zu fühlen. Es erleichterte zwar nicht die Panikattacken an sich, aber es war für mich doch irgendwie „tröstlich" zu sehen, dass eigentlich sehr viele Menschen davon betroffen sind. Weltweit leiden etwa 1,1 % der Patienten, die einen Allgemeinmediziner besuchen, unter einer akuten Panikstörung. Das heißt, dass diese 1,1 % einen praktischen Arzt besuchen, weil sie unter den unterschiedlichsten körperlichen Symptomen leiden. Im Idealfall erkennt der Arzt bald, dass es sich dabei wahrscheinlich um eine psychische Problematik handelt, doch oft bleibt dies lange Zeit unbemerkt und der Patient erhält unter Umständen Medikamente und Therapien, die er gar nicht benötigen würde.

Diagnosestellung von Panikattacken

Was können Sie tun, wenn Sie sich nicht im Klaren sind, ob Sie unter Panikattacken leiden oder nicht?

1. Suchen Sie zu Beginn einen Arzt auf, dem Sie vertrauen. Dies ist wahrscheinlich am ehesten Ihr Hausarzt. Berichten Sie ihm genau von Ihren Beschwerden und der Häufigkeit, mit der diese auftreten.

2. Nachdem der Arzt die Anamnese erstellt hat, also sich ihr Vorgeschichte genau angehört hat, wird er im Regelfall erst versuchen, mögliche körperlichen Ursachen zu finden und diese entsprechend zu behandeln. Da gerade Panikattacken mit massiven körperlichen Symptomen einhergehen, ist dies unerlässlich, bevor ein weiterer Schritt, beispielsweise in Richtung Homöopathie, psychologische Unterstützung etc., unternommen wird.

3. Wurde bei den diversen Untersuchungen keine körperliche Ursache als Auslöser der Symptomatik entdeckt, so werden Sie früher oder später, je nach Einstellung des Arztes zum Thema „psychische Erkrankungen", erfahren, dass Sie körperlich gesund sind und an einer psychischen Erkrankung leiden. In diesem Fall nehmen Sie sich erst etwas Zeit, um diese Information zu verarbeiten. Denken Sie aber daran, keinesfalls zu viel Zeit verstreichen zu lassen, denn je länger Sie warten, bis Sie Hilfe in Anspruch nehmen, desto länger dauert es in der Regel, bis die jeweiligen Therapien ihre Wirkung entfalten.

4. Wenn die Diagnose „Panikattacken" gestellt ist, sprechen Sie mit Ihren wichtigsten Menschen, Familienangehörigen, Freunden etc. darüber. Da es möglicherweise oder sogar sehr wahrscheinlich der Fall ist, dass Sie gerade am Beginn der Erkrankung Ihrer beruflichen Tätigkeit nicht oder nur sehr eingeschränkt nachgehen können, ist es außerdem ratsam, auch an Ihrem Arbeitsplatz mit offenen Karten zu spielen. Auf der einen Seite sind Sie somit mit dieser Problematik nicht mehr allein, auf der anderen Seite haben auch diese Menschen eine Chance, damit umgehen zu lernen.

Bei Frauen sind Panikstörungen die häufigste psychische Störung, bei Männern nach dem Alkoholmissbrauch die zweithäufigste. Außerdem dauert es im Schnitt etwa sieben Jahre, bis eine entsprechende Behandlung begonnen wird. Für mich war das eine Jahr, in dem ich laufend unter Panikattacken litt, schon schwer genug und kostete mich sehr viel Kraft. Mit diesem Zustand sieben Jahre oder vielleicht noch länger leben zu müssen, kann ich mir nur sehr schwer vorstellen. Auch in meinem jetzigen beruflichen und privaten Umfeld treffe ich nicht selten auf Menschen, die unter Panikattacken leiden, ob sie sich dessen bewusst sind oder nicht. Nachdem ich mich über Panikattacken vorerst ausreichend informiert hatte, war der nächste Schritt festzulegen, wer oder was mir am besten helfen könnte, diese zu überwinden. Das Angebot ist dabei sehr vielfältig, und so musste ich mir genauer überlegen, in welche Richtung ich arbeiten wollte. Auf der einen Seite wollte ich professionelle psychologische Hilfe in Anspruch nehmen, auf der anderen Seite wollte ich auch selbst aktiv an mir arbeiten und mir etwas suchen, was mir gut tat und mir weiterhelfen konnte, mein Leben gesund zu meistern. Ich wollte also aktiv an meiner Gesundheit mitarbeiten.

Umgang mit Panikattacken

Im Umgang mit Panikattacken ist es, genau wie bei allen Krankheiten, die unsere Person betreffen, notwendig, sich mit dieser Thematik auseinanderzusetzen, sich zu informieren. Den ersten Schritt haben Sie bereits getan, indem Sie dieses Buch lesen. Seien Sie interessiert an Ihrer Krankheit, an Ihrem Seelenleben und motivieren Sie sich dazu, dass Sie es schaffen werden, wieder vollkommen gesund zu werden.

Ängste sind grundsätzlich etwas völlig Normales, ja sogar etwas sehr Sinnvolles und Überlebenswichtiges. Ohne Ängste würden wir uns oft in wirklich gefährliche Situationen begeben. Unsere Ängste schützen uns davor, uns selbst zu überschätzen und zu gefährden. Sie gehören wie alle Emotionen zu unser aller Leben. Ängste waren und sind etwas äußerst Sinnvolles. Sie warnen, stimulieren das Nervensystem zu Höchstleistungen (durch Adrenalinausschüttung erhöht sich der Wachheitsgrad, die Aufmerksamkeit, die Reaktion und die Handlungsbereitschaft) und helfen uns so beim Überleben. Erst dann, wenn diese Ängste außer Kontrolle geraten, wird das Nervensystem überbelastet und es entsteht massiver Stress durch eine Überreaktion.

Körperliche Symptome sollten wirklich als Ausdruck der Angst verstanden werden: Wurden Sie eingehend untersucht und körperliche Gesundheit festgestellt, so lernen Sie zu verstehen und zu akzeptieren, dass Sie unter Panikattacken leiden. Auch wenn neuerliche Symptome, wie beispielsweise Schmerzen, an einer anderen Stelle Ihres Körpers auftreten, so können Sie dennoch davon ausgehen, dass es sich um ein Symptom im Rahmen Ihrer Panikattacken-Erkrankung handelt. Lassen Sie die Angst zwar zu, nehmen Sie diesen Zustand aber keinesfalls als ausweglose Situation hin. Handeln Sie, indem Sie entsprechende Hilfen in Anspruch nehmen. Lassen Sie sich Zeit für sich und lernen Sie, in sich hineinzuhören und Ihre Bedürfnisse zu erkennen. Gerade in unserer heutigen, oft sehr schnelllebigen Zeit verlernen wir leider immer häufiger, auf unser Inneres zu hören. Während der Behandlungen wird es wahrscheinlich immer wieder zu Rückschlägen und Tiefs kommen. Lassen Sie sich jedoch davon keinesfalls entmutigen. Die Behandlungen, welche ich Ihnen vorschlage, wirken sehr gut, aber jede einzelne braucht ihre Zeit, um wirken zu können. Versuchen Sie zu lernen, negative Gedanken durch positive zu ersetzen. Sie werden erkennen, dass dies mit etwas Übung tatsächlich möglich ist. Seien Sie sich des Teufelskreises bewusst, den die Angst vor der Angst auslöst. Je mehr Sie sich auf ein körperliches Symptom oder eine mögliche Krankheit versteifen, desto eher werden Sie wahrscheinlich wieder eine Panikattacke erleiden.

Die Umgangssprache zeigt uns deutlich, wie massiv sich Ängste in Form von körperlichen Symptomen äußern können: „Er zittert vor Angst", „Angst raubt ihr den Schlaf", „Ihm ist vor Angst das Herz in die Hose gerutscht", „Die Angst sitzt ihm im Nacken", „Sie war starr vor Angst", „Sie war wie gelähmt vor Angst" usw. Die Liste ließe sich noch viel länger fortführen.

Homöopathie

Wie ich bereits erwähnt habe, lehnte ich es strikt ab, Psychopharmaka als Dauertherapie einzunehmen. Andererseits brauchte ich etwas, das mir aus dem akuten Problem heraushelfen konnte. Da ich mich bereits seit Längerem als Hobby mit der Homöopathie (griech. homoios: das Gleiche, gleichartig) beschäftigt hatte, wollte ich versuchen, anstatt von Psychopharmaka so genannte Globuli einzusetzen, um mich aus der akuten Problematik zu befreien. Eines der Grundprobleme bei Panikattacken ist, dass der oder die Betroffene immer mehr in einen Teufelskreis gerät. Dieser kann sehr unterschiedlich aussehen. Bei mir war es so, dass ich während der Panikattacken klarerweise massive Ängste ausstand und nachher Angst vor der nächsten Attacke hatte. Dies führte dazu, dass ich meinen Körper genauestens beobachtete, und sobald ich irgendein „Zwicken" spürte, war ich mir sicher, dass es jetzt nicht mehr lange dauern würde bis zur nächsten Attacke. Und anschließend ging das Ganze wieder von vorne los. Zusätzlich bildete ich mir ständig ein, dass ich möglicherweise und sogar wahrscheinlich doch an einer ernsten körperlichen Krankheit litt, und hatte Angst davor, dass sich dies irgendwann bestätigen würde. Meiner Arbeit konnte ich natürlich in diesem Zustand, der mittlerweile seit fast drei Monaten andauerte, auch nicht nachgehen und ich war froh, wenn ich keinen Besuch erhielt. Ich hatte Angst, vor dem Besucher eine Panikattacke zu erleiden, und so zog ich es vor, die meiste Zeit alleine oder mit meinem Partner zusammen zu verbringen. So lebte ich in dieser Zeit auch sehr isoliert. Auch das Einkaufen bereitete mir meist große Probleme, da ich mich davor fürchtete, in der Öffentlichkeit die Kontrolle zu verlieren. Aus heutiger Sicht ist dieser Zustand für mich unvorstellbar. Denn nicht nur die Panikattacken selbst waren sehr belastend, sondern die ganze Einschränkung der Lebensqualität. Ich hoffte daher, dass es mir mit Hilfe der Homöopathie gelingen würde, aus diesem Teufelskreis auszubrechen und wieder etwas zur Ruhe zu kommen. Dies war für mich ein erster Schritt in die richtige Richtung. Ich wusste, dass ich dafür sorgen musste, wieder etwas entspannter zu sein oder wenigstens wieder Phasen zu haben, in denen ich zur Ruhe kommen konnte. Und dies sollte mir auch gelingen. Ich wollte einen Homöopathen aufsuchen und so recherchierte ich erst einmal im Internet, welcher für mich in Frage kommen könnte. Ich wurde auch sehr schnell fündig und vereinbarte gleich telefonisch einen Termin. Dieser Arzt war ein Allgemeinmediziner, der zusätzlich die Ausbildung zum Homöopathen absolviert hatte. Er führte seine Praxis in meiner Heimatstadt, was in meiner Situation sehr positiv war. Zu diesem Zeitpunkt wäre es für mich sehr schwierig gewesen, eine weitere Strecke in Kauf zu nehmen, meine Angst vor einer Panikattacke war viel zu groß. Dieser Arzt genoss zudem einen sehr guten Ruf als Homöopath, und da ich selbst von dieser Heilmethode überzeugt war und bin, stand einem Besuch nichts mehr im Wege.

Doch was versteht man eigentlich unter Homöopathie, und wo liegt deren Wurzel?

Entwicklung der Homöopathie

Die Ähnlichkeitsregel

Unter der Ähnlichkeitsregel, dem Prinzip der Homöopathie, versteht man, dass eine Arznei, welche beim Gesunden ein gewisses Symptom hervorruft, bei einem Kranken heilend wirken kann. Beispielsweise kann eine Substanz, welche beim gesunden Menschen Übelkeit verursacht, einen an Übelkeit leidenden Menschen heilen oder seine Beschwerden zumindest lindern. In der Homöopathie gilt die Grundaussage, dass nicht nur die Symptome gelindert oder beseitigt werden, sondern dass der Mensch als Ganzes im Mittelpunkt steht. Er wird also ganzheitlich behandelt, sein Körper, sein Geist und seine Seele. Homöopathen verdünnen dabei alle möglichen Stoffe. Die Ausgangsstoffe der homöopathischen Arzneien stammen dabei aus allen Bereichen der Natur, aus Pflanzen, aus dem Tierreich, aus Mineralien und Metallen, aber auch aus Giften (Toxinen(. Die Stoffe werden dabei sehr stark verdünnt, so entstehen schließlich verschiedene Potenzen, also Verdünnungsgrade. Die Verdünnung D1 entsteht beispielsweise, indem ein Teil der Ursubstanz (Grundsubstanz) mit neun Teilen einer Alkohol-Wassermischung verdünnt wird. D steht dabei für lateinisch „zehn". Anschließend wird diese Mixtur kräftig geschüttelt. Nimmt man nun diese D1-Mischung und mengt wieder neun Teile der Alkohol-Wassermischung bei, so erhält man die Potenz D2 usw.

Möglichkeiten der Einnahme

Globuli: Das Wort „Globuli" kommt aus dem Lateinischen und bedeutet so viel wie „Kügelchen". Die Einnahme von Globuli stellt die häufigste Darreichungsform in der Homöopathie dar. Dabei handelt es sich um kleine Zuckerkügelchen, die mit einer Arznei benetzt wurden. Der Trägerstoff, also der Stoff, auf dem am Ende die Arznei aufgetragen wird, ist Rohrzucker. Zu Zeiten von Samuel Hahnemann, dem Begründer der Homöopathie, war der Trägerstoff eine Mischung aus Stärkemehl und Rohrzucker. Die Farbe der Globuli variiert zwischen weiß und einer leicht gelblichen Farbe.

Einnahme der Globuli: Lassen Sie die Globuli langsam auf der Zunge zergehen oder legen Sie sie unter die Zunge. Wichtig ist, dass Sie nicht sofort etwas nachtrinken, da der Wirkstoff über die Mundschleimhaut aufgenommen wird. Am besten warten Sie nach der Einnahme fünf bis zehn Minuten, bis sie wieder essen und trinken.

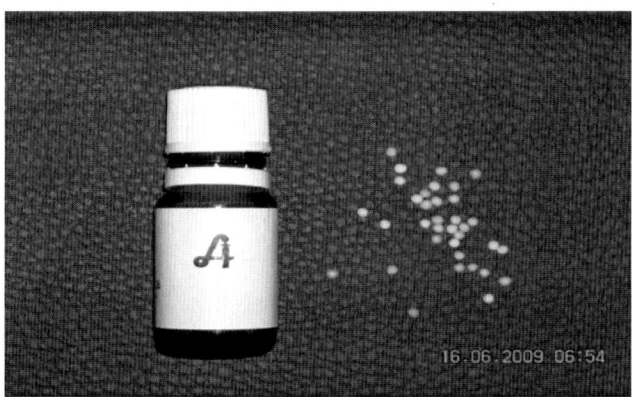

Außerdem wird Homöopathie auch noch in Form von Ampullen, Salben, Nasentropfen, Tropfen zur oralen Einnahme (diese werden auf die Zunge getropft), Augentropfen, Zäpfchen, Tabletten und alkoholischen Auszügen angeboten. Tropfen werden etwa bei einer Schwindelsymptomatik verwendet. Insgesamt werden diese Darreichungsformen aber seltener gewählt.

Aufbewahrung: Sämtliche homöopathischen Arzneien sollten in dunklen Gläschen oder Fläschchen, lichtgeschützt und kühl, aber nicht im Kühlschrank aufbewahrt werden.

Geschichte der Homöopathie

Der Begründer der Homöopathie war Dr. Samuel Hahnemann. Dr. Hahnemann lebte von 1755 bis 1834. Doch auch vor seiner Zeit gingen Ärzte wie beispielsweise Paracelsus davon aus, dass das, was den Menschen krank macht, ihn auch wieder – in einer anderen Dosierung – gesund machen kann. Auch Dr. Hahnemann war davon überzeugt und erprobte verschiedenste homöopathische Arzneien an seinem eigenen Körper. Er führte unter anderem auch Selbstversuche mit der so genannten Chinarinde durch. Diese bewirkte, dass er an malariaähnlichen Symptomen litt, wie Fieber und Schüttelfrost. Er kam dabei zu der Erkenntnis, dass das Heilmittel bei einem Gesunden einen krankheitsähnlichen Zustand auslöst, einen Kranken hingegen heilen könnte.

Anschließend verdünnte er die Chinarindensubstanz immer weiter, und nach einiger Zeit konnte er das Verschwinden der Symptome in seinem Körper beobachten. Das heißt, dass eine krank machende oder vielleicht giftige Substanz, vielfach verdünnt, heilen kann. Dies bestätigte seine Annahmen über die Wirksamkeit der Homöopathie und er entwickelte viele Gegenmittel, indem er sie stark verdünnte. 1796 las man erstmals in einer medizinischen Publikation den Kernsatz der Homöopathie. Dieser lautet: „Similia similibus curantur", was übersetzt bedeutet: „Ähnliches wird durch Ähnliches geheilt". Dieses Jahr ist das Geburtsjahr der Homöopathie. 1818 erschien das Werk von Dr. Samuel Hahnemann mit dem Titel „Organon der rationellen Heilkunde". Er verstarb am Ende 88-jährig in Paris. Doch seine Schüler verbreiteten sein Wissen in ganz Europa weiter.

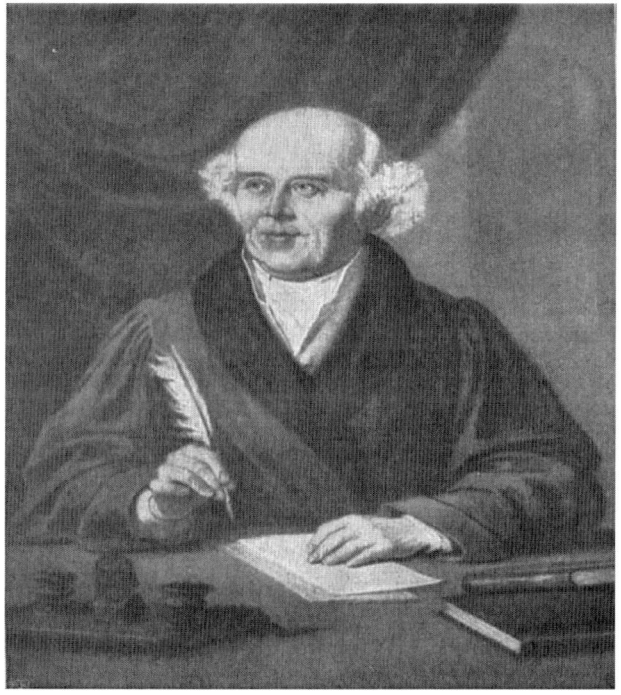

Seine drei Grundprinzipien lauten:

Prinzip der Individualität: „Jeder Mensch, jeder Krankheitsfall ist als einmalig zu betrachten."

Prinzip der Ganzheitlichkeit: „Der Mensch bildet eine untrennbare Einheit aus Körper, Geist und Seele und ist in seiner Gesamtheit zu betrachten."

Ähnlichkeitsprinzip: „Ähnliches werde durch Ähnliches geheilt."

Mit Hilfe der Homöopathie wird der Organismus zur Selbstheilung angeregt. Dabei wird der Mensch als Ganzes, im physischen wie im psychischen Bereich, harmonisiert und nicht nur die körperlichen Symptome als solche beseitigt. Dazu ist es unumgänglich, dass der Homöopath seine Patienten gut kennt oder gut kennen lernt. Der Kranke wird dabei in seiner Gesamtheit wahrgenommen. Dies ist besonders wichtig, um die richtige Arznei zu finden. Jeder Mensch ist individuell und genauso wird ein Homöopath die Therapie individuell an den Menschen anpassen. Die homöopathische Arznei, die mir beispielsweise gegen Kopfschmerzen hilft, muss Ihnen noch lange nicht helfen. Deshalb ist es auch durchaus sinnvoll, sich nicht irgendein homöopathisches Mittel aus der Apotheke zu holen, sondern sich an einen ausgebildeten Homöopathen zu wenden. Bei der Einnahme von homöopathischen Arzneien kommt es außerdem oftmals zu einer Erstverschlechterung der bestehenden Symptomatik. Diese Reaktion ist als positive Entwicklung zu bewerten und gilt in der Homöopathie als Bestätigung, das richtige Präparat verwendet zu haben. Sollte diese Erstverschlimmerung eintreten, so sprechen Sie mit Ihrem Homöopathen, da in diesem Fall die Dosis möglicherweise reduziert wird. Während der Anwendung sollte auch darauf geachtet werden, keine Präparate zu verwenden, die stark riechende Öle enthalten. Verzichten Sie daher möglichst auf Hustenbonbons, menthol- oder eukalyptushaltige Hustensäfte, kampfer-/mentholhaltige Salben, ätherische Öle, Duftlampen, mentholhaltige Taschentücher, stark duftende Zahnpasten sowie auf Kaffee. Dies könnte die Wirkung der Arzneien deutlich verringern oder vollends aufheben.

Meine Erfahrungen

Während meines ersten Termins beim Homöopathen wurde eine so genannte Anamnese erstellt, wir sprachen also über meine Vorgeschichte. Der Homöopath stellte mir dabei sehr viele Fragen. Einige Beispiele waren dabei: „Mögen Sie lieber heiß oder kalt, süß oder sauer, salzig oder bitter?", „Sind Sie kälteempfindlich?". Bei manchen Fragen wunderte ich mich ehrlich, was denn das mit meinen Beschwerden zu tun hätte. Er fragte mich nicht nur nach meinen aktuellen Beschwerden, sondern ich musste diese auch so genau wie möglich beschreiben. Als ich ihm etwa mitteilte, dass ich sehr oft unter Bauchschmerzen leide, fragte er nach der Art der Schmerzen, ob diese eher brennend, pochend oder ziehend wären. Die Symptome wurden also bis ins Detail beschrieben. Er wollte außerdem sehr viel über meine Gefühle und Gedanken, meine früheren und meine jetzigen Lebensumstände erfahren. Es war interessant für ihn, welche Dinge mich derzeit beschäftigten, ob irgendetwas besonders Prägendes in meinem Leben geschehen sei usw. Die gesamte Anamnese nahm insgesamt etwa eine Stunde in Anspruch und bereits dieses Gespräch empfand ich als sehr angenehm, hilfreich und befreiend. Ich war sehr froh, endlich mit einem Arzt einerseits über meine aktuellen Beschwerden zu sprechen, aber auch, meine Lebensgeschichte zu erzählen. Dabei kamen sehr viele angenehme, aber auch unangenehme Gefühle an die Oberfläche, derer ich mir großteils nicht bewusst war. Am Ende des Gespräches musste ich den Behandlungsraum verlassen und im Wartebereich Platz nehmen. Der Homöopath hatte so die nötige Ruhe, meine Geschichte nochmals zu überdenken, meine Symptome zuzuordnen, um schließlich die für mich richtigen homöopathischen Arzneien zu finden. Nach etwa 20 Minuten kehrte ich in den Behandlungsraum zurück. Der Arzt erklärte mir genau die zwei Arzneien, die er für mich bestimmt hatte. Um was es sich dabei überhaupt handelte, die Wirkungsweisen und die Art der Anwendung wurde dabei genau besprochen. Ich erhielt Globuli, also Zuckerkügelchen, benetzt mit der homöopathischen Arznei. Der Homöopath klärte mich auch genau über die Wirkungsweise der Globuli auf. Ich erfuhr etwa, dass die Symptome sich in den ersten drei Tagen wahrscheinlich verschlimmern würden, aber anschließend die Wirkung einsetzen würde. Genau dies war schließlich auch der Fall. In den ersten Tagen der Einnahme verstärkten sich die Panikattacken und ich überlegte kurz, ob ich die Globuli absetzen sollte, da es mir um einiges schlechter ging. Doch tatsächlich stellte sich zu Beginn des vierten Tages eine Besserung ein. Es dauerte noch etwa eine Woche, doch dann fühlte ich mich um einiges besser. Ich hatte etwas Abstand zu den Panikattacken gewonnen. Zwar bestanden diese weiterhin, aber erstens wurden sie seltener und zweitens hatte ich echte Phasen der Entspannung. Diese hatte ich seit Beginn der Erkrankung nicht mehr erlebt. Während der Entspannungsphasen schlief ich anfangs sehr viel. Ich gönnte mir insgesamt viel Ruhe, ging viel in der Natur spazieren oder sonnte mich auf einer Bank. Nach und nach schaffte ich es auch wieder, meinen Tagesablauf einigermaßen zu bewältigen. Ich konnte mich wieder unter anderen Menschen aufhalten, meine Einkäufe oder andere Dinge erledigen, und es ging mir einigermaßen gut dabei. Während dieser Zeit tankte ich doch wieder einiges an Kraft. Die Homöopathie hatte mir also dabei geholfen, den Teufelskreis zu durchbrechen. Ich hatte nicht mehr, so wie bisher, entweder eine Panikattacke oder Angst vor der Angst, jetzt war ich auch immer wieder entspannt und konnte mich etwas regenerieren. Ich hatte noch einige weitere Termine beim Homöopathen, in denen einerseits mein aktuelles Befinden besprochen wurde, aber auch viel mit meiner Vergangenheit gearbeitet wurde. Anschließend wurden entweder teilweise Globuli ergänzt oder die Therapie fortgesetzt wie bisher.

Die Globuli, die für mich eingesetzt wurden

Ich möchte zur Vervollständigung meiner Geschichte die Globuli anführen, die in meinem Fall angewendet wurden. An dieser Stelle möchte ich ausdrücklich darauf hinweisen, dass diese Therapie speziell auf meine Person abgestimmt wurde und ein anderer Patient wahrscheinlich eine vollkommen andere Therapie erhalten würde.

Calcium Carbonicum M 1000: Bei Calcium Carbonicum handelt es sich um Kalk, der aus der Austernschale gewonnen wird. Das Kalkkarbonat befindet sich dabei zwischen der inneren und der äußeren Schicht der Austernschale. Calciumkarbonat ist in vielen Körpergeweben enthalten (Knochen, Zähne). Es ist ein sehr wichtiges Mineralsalz, es ist bedeutend für Wachstum und Gesundheit des Körpers.

Warum wurde mir dieses Präparat verordnet?

Angst und Panik, Herzklopfen, Magenschmerzen, Übelkeit und Atemnot waren die häufigsten Symptome, unter denen ich zu dieser Zeit zu leiden hatte. Calcium Carbonicum sollte mir helfen, die Distanz zu meinen Gefühlen abzubauen, mir meiner Gefühle und Emotionen bewusst zu werden, was damals nicht der Fall war. Calcium Carbonicum erhielt ich beim ersten Termin.

Cupressus C200: Zypressen zählen zur Gattung der Nadelbäume in der Familie der Zypressengewächse und werden seit der Antike kultiviert.

Warum wurde mir dieses Präparat verordnet?

Die zweite Sitzung wurde dazu genutzt, meine Familiengeschichte genauer zu beleuchten. Abschließend erhielt ich Cupressus C200, welches in diesem Fall das Familiensystem ordnen helfen sollte. Und tatsächlich kamen nach einiger Zeit der Einnahme sehr viele unterschiedliche Gedanken und Gefühle meine Familie betreffend ans Tageslicht. Einige davon waren mir bekannt, andere wiederum waren völlig neu für mich. Ich nahm mir sehr viel Zeit, auf diese Gedanken und Gefühle zu hören.

Argentum Nitricum M1000: Bei Argentum Nitricum handelt es sich um Silbernitrat. Silbernitrat ist eine antibakteriell wirkende Substanz und wurde früher vor allem zur Desinfektion von Wunden verwendet. Diese Substanz eignet sich vor allem für extrovertierte Menschen, die noch dazu sehr nervös sind.

Warum wurde mir dieses Präparat verordnet?

Während der ersten Zeit beim Homöopathen musste ich gelegentlich auf eine Lexotanil-Tablette zusätzlich zurückgreifen, da ich sonst speziell vor dem Einschlafen massive Ängste verspürte. Im Verlauf des Gesprächs teilte ich ihm mit, dass ich gerne ganz ohne Psychopharmaka auskommen wollte. Auf Grund dessen erhielt ich Argentum Nitricum. Ich habe es an Stelle der Lexotanil-Tablette eingenommen und es hat bei mir gewirkt.

Succinum C200: Succinum ist der Name für Bernstein. Diese Substanz eignet sich besonders, wenn Schicksalsschläge oder Trauer einen Menschen völlig entmutigen. Es hilft bei Angst- und Beklemmungsgefühlen und unterstützt, sich wieder öffnen zu können und seine Mauer abzubauen.

Warum wurde mir das Präparat verordnet?

„Die Mauer, die ich um mich baue, lässt auch von außen niemanden zu mir herein." Im Verlauf der Panikattacken hatte ich begonnen, mich massiv zurückzuziehen. Der Grund dafür waren nicht unbedingt „nur" die Panikattacken an sich. Ich wollte einfach für mich alleine sein. Dies war für eine gewisse Zeit sicher gut für mich, doch ehe ich mich versah, hatte ich mich viel zu sehr von der

Außenwelt abgekapselt. Mit dieser Substanz lernte ich wieder, mich an die Außenwelt, meine Umwelt zu richten. Während dieser Gespräche mit meinem Homöopathen wurde mir immer mehr bewusst, dass ich an den Ursachen der Panikattacken weiter arbeiten wollte und es mir wichtig war, weitere Bereiche meines Lebens zu beleuchten. Ich entschied mich daher, zusätzlich einen Klinischen Psychologen aufzusuchen, um meinen Problemen auf den Grund zu gehen. Es folgten wiederum Recherchen, um festzustellen, welche Art von Therapie überhaupt für mich in Frage kommen könnte, welche Angebote es überhaupt gab und welcher Psychologe für mich in Frage käme. Ich hatte bereits vor meiner Erkrankung einiges über die so genannte „Hypnosetherapie" gelesen. Da ich unbedingt mit meinem Unterbewusstsein arbeiten wollte, erschien mir diese Methode als die sinnvollste, da mir die Ursache für die Panikattacken noch nicht wirklich bekannt war. Vielleicht würden sich ja auf diesem Weg neue Erkenntnisse einstellen, an denen ich arbeiten könnte. Nachdem ich den für mich richtigen Psychologen gefunden hatte, vereinbarte ich einen ersten Termin. Ich persönlich gehöre zu den Menschen, die nicht so einfach mit einer fremden Person, auch wenn es sich dabei um einen Psychologen handelt, über sehr persönliche Dinge sprechen. Trotzdem wollte ich diese Chance nutzen.

Hypnosetherapie

Geschichte der Hypnosetherapie

Die Hypnose an sich wird seit ca. 4000 Jahren praktiziert. 1500 vor Christus wird im alten Ägypten die Hypnose in Form einer Trancereise oder eines Trancezustandes angewendet. Später gefundene Papyrusrollen weisen darauf hin, dass die alten Ägypter bereits über das Wissen des Trancezustandes verfügten. Auch Schamanen wenden seit sehr langer Zeit die Hypnose an, um in den veränderten Bewusstseinszustand der Trance zu gelangen, ebenso wie die Yogis und die Fakire. Gegen Ende des 18. Jahrhunderts löst sich die Hypnose mehr und mehr von ihrem religiösen, spirituellen Hintergrund und wird mehr und mehr zu einer echten Wissenschaft mit dem Ziel, Menschen den Zugang zu sich selbst finden zu lassen und verborgene Gedanken, Probleme oder stärkende Gefühle vom Unterbewusstsein ins Bewusstsein gelangen zu lassen. Johann Joseph Gassner (1727-1779), ein katholischer Priester, Maximilian Hell (1720-1792), ein Jesuitenpater, und Dr. Franz Anton Mesmer (1734-1815), ein Arzt, waren die drei Herren, die für diese Entwicklung vordergründig verantwortlich waren. Dr. Franz Anton Mesmer behauptete etwa, dass eine ungünstige Verteilung von Magnetismus im Körper Ursache für viele Krankheiten sein könne und er diesen Magnetismus wieder in die richtigen Bahnen lenken könne, indem er dem Patienten seine Hände auflegt und mit diesen über dessen Körper streicht. Diese Methode wurde als „Mesmerismus" bekannt und beliebt, unter anderem war auch die Familie Mozart Anhänger dieser Methode. James Braid (1795-

1860) ist der Namensgeber der Hypnose. Er bezeichnete diese Methode als eine Form des Schlafes und das Wort für Schlaf leitet sich vom griechischen Gott „Hypnos" ab. Daher die Bezeichnung „Hypnose". Sigmund Freud (1856-1939) interessierte sich ebenfalls sehr für die Hypnose und beschäftigte sich auch intensiv damit. Während der beiden Weltkriege wurden so genannte „Shell-Shock-Opfer" immer publiker. Dabei handelt es sich um posttraumatische Störungen oder, einfacher ausgedrückt, um psychische Störungen, die aufgrund eines massiven traumatischen Erlebnisses, beispielsweise während eines Krieges, auftreten. Mögliche Symptome können dabei Schlafstörungen, teilweise Lähmungen oder eine andere psychische Traumatisierung sein. Bei den betroffenen Menschen wurde und wird die Hypnosetherapie erfolgreich angewendet. Die offizielle Anerkennung der Hypnose erfolgte 1955 in England und 1958 in den USA. Eine der wichtigsten Persönlichkeiten auf dem Weg zur Anerkennung war der amerikanische Arzt und Psychiater Milton Erickson (1901-1980). Er entwickelte die Methode, Menschen durch das Erzählen von Geschichten in einen tranceähnlichen Zustand zu versetzen, um gewünschte Veränderungen und die Auseinandersetzung mit dem Unbewussten zu erreichen. Diese Methode genoss eine immer größer werdende Beliebtheit und ihre Anwender einen dementsprechenden Respekt. Wir alle haben wahrscheinlich schon einmal diese so genannten Bühnenhypnotiseure gesehen, die Menschen durch eine befehlsartige Sprache zu willenlosen Marionetten machen. So darf man sich die Hypnosetherapie aber keinesfalls vorstellen. Als ich im Nachhinein Arbeitskollegen und Freunden erzählte, ich hätte eine Hypnosetherapie gemacht, kam nicht selten die Reaktion, dass sie selbst sich das nicht trauen würden, schließlich sei man ja völlig weggetreten und dem Hypnotiseur vollkommen ausgeliefert. Erst als ich genauer erklärte, was dort tatsächlich geschehen war, wurde ihnen bewusst, dass dem absolut nicht so war.

Ziele der Hypnosetherapie

Die Hypnosetherapie ist eine Art der Kommunikation, welche sich an das Unbewusste richtet. Ziel ist es dabei, in Trance zu gehen, alles loszulassen und sich mit seinem Inneren zu beschäftigen, auf sein Inneres zu hören. Daher ist es hier unumgänglich, zu seinem Therapeuten vollstes Vertrauen zu haben und sich bei ihm wohl zu fühlen, um sich auch wirklich fallen lassen zu können. Während der Hypnose kommt es dabei zu einem veränderten Bewusstseinszustand, die Körperwahrnehmung verändert sich, der Blutdruck und die Herzfrequenz werden verringert, die Atmung verlangsamt sich und man konzentriert sich nach und nach vollkommen auf sein Inneres. Ziel der Hypnosetherapie ist es, das körperliche und seelische Wohlbefinden zu steigern, sich selbst besser kennen zu lernen. Die Selbstheilungskräfte werden mobilisiert und nach und nach kommen mögliche unbewusste Probleme zum Vorschein. Es ist ein Zustand erhöhter Aufmerksamkeit und Reaktionsbereitschaft, bei dem man sich auf sein Innenleben konzentriert. Kurz gesagt, entwickelt sich daraus eine seelische Stärkung, die es ermöglicht, sich seinen Problemen stellen zu können und eine Lösung zu finden.

Wann kann eine Hypnose helfen?

Die Hypnose wird in sehr vielen Bereichen angewandt, wie etwa bei Panikattacken, Depressionen und anderen psychischen Erkrankungen, genauso wie beispielsweise in der Zahnmedizin zur Schmerzlinderung und zur Entspannung. Bei Panikattacken hilft diese Methode sehr gut, wie ich selbst erlebt habe; bei Angst (Phobien, Prüfungsangst, soziale Angst, Redeangst etc.), Depression, Essstörungen, Unterstützung beim Abnehmen, Umgang mit Wendepunkten im Leben oder Lebenskrisen (Sterbefall, Scheidung etc.), bei einem posttraumatischen Belastungssyndrom (etwa nach einem Verkehrsunfall oder einem Gewaltverbrechen etc.), zur Raucherentwöhnung, gegen lästige Angewohnheiten wie etwa das Nägelbeißen, als Vorbereitung für eine anstehende Operation, zur Verarbeitung einer Krankheit, bei psychosomatischen Erkrankungen (Magenschmerzen, Magen-Darm-Beschwerden etc.), zur Geburtsvorbereitung, zur Konfliktlösung bei Paaren oder in der Familie. Dies sind nur einige Gebiete, in denen die Hypnotherapie zur Anwendung kommt.

Wie wirkt Hypnosetherapie?

Diese Form der Therapie bringt Gefühle und Gedanken, die im Unterbewusstsein abgespeichert sind, an die Oberfläche. Sie lenkt das Bewusstsein ins Innere, die Außenwelt wird vorübergehend vollkommen unwichtig. Das Selbstbewusstsein, das Selbstvertrauen und das Selbstwertgefühl werden wieder unterstützt und gestärkt. Der Klient lernt sich selbst besser kennen, seine Gedanken,

Wünsche und Gefühle und lernt dadurch, richtig, rücksichtsvoll und wertschätzend mit sich umzugehen.

Meine Erfahrungen

Der erste Besuch beim Klinischen Psychologen bestand darin, eine Anamnese zu erheben, in der mein Leben und meine gegenwärtigen Probleme erfasst wurden. Ich äußerte den Wunsch, dass ich es mit einer Hypnosetherapie versuchen wollte, und wir vereinbarten die ersten Ziele. Ich setzte mich bequem in einen Stuhl und lagerte die Beine hoch. Die Trancereise begann, indem ich einen Kristall, der sich auf dem Schreibtisch des Psychologen befand, fixieren sollte, während mit mir gesprochen wurde. Nach und nach wurden meine Augenlider immer schwerer, bis ich schließlich die Augen ganz schloss. Der Psychologe hatte eine tiefe, ruhige Stimme und ich spürte, wie ich mehr und mehr wegdriftete. An die erste Trancereise kann ich mich noch besonders gut erinnern, da ich zum ersten Mal seit langem richtig loslassen konnte und mich tief entspannte. Der Therapeut leitete mich dazu an, mich auf mein Inneres zu konzentrieren. Ich sollte mir ein Seeufer vorstellen, einen Platz, an dem ich ganz alleine war. Ich sah einen großen See mit vielen größeren und kleineren Wellen, spürte den Wind auf meiner Haut, hörte Vögel zwitschern und es war angenehm warm. Dies war eine unglaublich entspannende Geschichte für mich. Ich erlebte dort, ganz nach seiner „Anleitung", verschiedene Situationen und Veränderungen in der Landschaft. Nach einer gewissen Zeit leitete er mich dazu an, nach und nach wieder in das Hier und Jetzt zurückzukommen, bis ich schließlich wieder vollkommen wach war. Ich öffnete langsam die Augen und streckte mich. Ich fühlte mich wesentlich besser und ich war entspannter und gelöster als vor dieser Sitzung. Er stellte mir abschließend einige Fragen über meine Trancereise und dabei entstandene Gefühle und Gedanken. Nach dieser Erörterung des Erlebten und Erspürten war die erste Therapiesitzung vorbei. Es folgten etliche Trancereisen. So musste ich mir etwa während einer Trance mich selbst vorstellen. Wie sehe ich aus? Welche Mimik habe ich gerade in diesem Moment? Solche und ähnliche Fragen stellte mir der Therapeut und ich versuchte, mich selbst zu sehen. Ich stellte mir unter Anleitung eine Situation vor, in der ich besonders glücklich war. Ich sah mich tatsächlich lächeln und strahlen und fühlte dies dann auch nach und nach. Dieses Bild sollte ich mir genau einprägen und mich immer wieder daran erinnern, um das Lächeln und die positive Energie zu übernehmen, was mir mit der Zeit auch immer besser gelang. Es war sehr interessant, mich selbst dabei zu beobachten, wie es mir vor und nach der Therapie ging. Zu Beginn fühlte ich mich zumeist erschöpft, leer und ausgelaugt, ich hatte Ängste in mir und konnte mich kaum spüren. Nach den Sitzungen war ich immer ein anderer Mensch. Ich fühlte mich gestärkt, hatte wieder Kraft, fühlte mich wieder rundum wohl und hatte etwas mehr Selbstbewusstsein. Die Hypnose selbst empfand ich als etwas sehr Sanftes und Angenehmes, etwas Wertschätzendes und Kräftigendes. Es tat mir sehr gut, dass es dabei ausschließlich um mich ging und darum, an mir zu arbeiten. Insgesamt ging ich neun Monate lang jeweils ein Mal in der Woche zum Klinischen Psychologen. Nach und nach kamen dabei die Ursachen der Panikattacken ans Licht. Dabei stellte sich heraus, dass die Hauptursache dafür nicht privater Natur war, sondern mein Berufsleben betraf. Irgendwann sah ich dann die Ursache glasklar vor meinen Augen. An diesen Moment kann ich mich noch besonders gut erinnern. Es war plötzlich so überaus klar, was das Problem war, dass es beinahe unerklärlich erschien, warum ich dies nicht schon viel eher erkannt hatte. Und zwar hatte ich einerseits bis zum Einsetzen der Panikattacken massive Probleme, „Nein" zu sagen. Egal, was gerade in der Arbeit zu bewältigen war, ich war dabei. Jemand erkrankte beispielsweise und ich wurde gefragt, ob ich den Dienst übernehmen könnte. Na klar, alles kein Problem. Oder eine Kollegin bewältigte ihre Arbeit nicht; ich half natürlich mit, auch wenn ich selbst spürte, wie erschöpft ich eigentlich schon war. Ich hatte die Einstellung, wenn ich jedem alles recht mache, dann und nur dann werde ich und meine Arbeit akzeptiert werden. Natürlich war dies nicht der Fall. Schließlich ist es doch durchaus menschlich, dass nicht jeder jeden „riechen" kann, warum auch immer. Doch ich hatte das Gefühl, wenn ich eine Bitte ablehnen würde, dann würde ich die Situation möglicherweise noch verschlimmern. Dieser Gedankengang ist für mich heute unverständlich, aber damals hielt ich es für besser so. Während der Therapie lernte ich daher auch „Nein" zu sagen. Ich erhielt Anleitung zu Trancereisen, in denen gerade solche Situationen durchgespielt wurden. Nur musste ich dieses Mal Nein sagen, wenn mich beispielsweise eine Kollegin bat, für sie einzuspringen, und ich selbst wiederum ausgelaugt war. Ich stellte mir vor, wie es sich anfühlte, Nein zu sagen, und wie die Kollegin darauf reagierte. Die Reaktion darauf war in der Trancereise genauso wie später in der Realität ganz anders, als ich es mir vorgestellt hatte. Ich erhielt mit der Zeit viel mehr Respekt. Bis dato wussten die Menschen in meiner Umgebung, dass ich sowieso zu allem Ja sagen würde. Jetzt erhielt ich mehr Respekt, denn meine Antwort war nicht mehr so vorhersehbar. Dies steigerte mein Selbstbewusstsein massiv; ich selbst hatte ab jetzt die Möglichkeit, Dinge wirklich selbst zu entscheiden. Zu meinem Erstaunen waren meine Mitmenschen nicht beleidigt, wenn ich ihre Wünsche nicht erfüllte, sie behandelten mich respektvoller und überlegten sich vorher genauer, ob sie mich überhaupt fragen sollten. Ein weiteres großes Problem war für mich, dass ich massive Angst davor hatte, eine Panikattacke zu erleiden, während ich im Dienst war (was anfangs auch öfter geschah). Zuhause konnte ich mich frei bewegen, bis diese vorbei war, und mir anschließend Ruhe gönnen. Doch im Dienst war das anders. Ich konnte ja schließlich nicht einfach für eine Stunde und länger ausfallen. Wer sollte in dieser Zeit für mich weiterarbeiten? So führten wir auch mehrere Trancereisen zu dieser Thematik durch. Es wurden verschiedene Situationen nachempfunden und immer dann, wenn ich merkte, dass ich ängstlich wurde, musste ich mir mein ruhiges, lächelndes Ich vorstellen. Nach und nach zeigte auch dies schließlich Wirkung. Ich lernte, mit mehr Zuversicht, Ruhe und Gelassenheit zum Dienst zu gehen und nicht vorher schon Angst vor der Arbeit zu haben und davor, was dort alles geschehen könnte. Wie ich bereits erwähnte, dauerte die Behandlung bei mir neun Monate. Wobei ich einerseits auch zuhause intensiv an mir gearbeitet habe und dies in geringerem Ausmaß noch immer tue; andererseits suchte ich sehr rasch professionelle Hilfe. Auch der Psychologe war davon überzeugt, dass es mir unter diesen Umständen bald wesentlich besser gehen würde.

Die Homöopathie und die Hypnosetherapie waren somit die beiden Bereiche, in denen ich Spezialisten aufsuchte. Darüber hinaus möchte ich Ihnen noch einige Anleitungen dazu geben, was Sie selbst zuhause für sich tun können. Ich denke, dass es gerade bei psychischen Problemen unumgänglich ist, neben der professionellen Hilfe auch selbst an sich zu arbeiten. Die Übungen, die dabei erlernt werden, können in den Alltag integriert und auch in der Zeit nach den Panikattacken angewendet werden, um Körper, Geist und Seele gesund zu erhalten. Im restlichen Teil des Buches werde ich die Methoden vorstellen, die ich während der Zeit der Panikattacken erlernt habe. Diese Übungen wende ich auch heute regelmäßig an, wobei ich die Art der Übungen einfach variiere.

Autogenes Training

Autogenes Training kann man entweder beim Klinischen Psychologen lernen, in Kursen und Seminaren, aber auch über Bücher und CDs. Ich habe mir damals das Autogene Training durch Bücher selbst beigebracht. Später, als ich auf dem Weg der Besserung war, besuchte ich einige Kurse, um meine Kenntnisse zu vertiefen. Es war damals sehr effektiv für mich und ich wende es auch heute noch regelmäßig an, um mich beispielsweise nach einem anstrengenden Arbeitstag optimal entspannen zu können, körperlich und seelisch im Gleichgewicht zu bleiben und regelmäßig Zugang zu meinem Unterbewusstsein zu haben.

Was ist Autogenes Training?

Das Autogene Training ist eine Entspannungstechnik, die auf Autosuggestion beruht. Das bedeutet, der Anwender selbst suggeriert sich immer wieder gewisse Vorstellungen oder Leitsätze und entspannt Körper, Geist und Seele dadurch immer mehr, bis er letztendlich im Idealfall in eine erholsame Trance gleitet. Es soll die innere Balance aufrechterhalten und zu innerer und äußerer Ruhe führen. Gerade nach einem anstrengenden (Arbeits-)Tag ist dies eine sehr gute Methode, wieder „auf den Boden zu kommen", loszulassen und sich neu zu ordnen. Es setzt einen gewissen Endpunkt im Tagesablauf oder einen Zwischenstopp, je nachdem, wann die Übung durchgeführt wird. Autogenes Training kann grundsätzlich jeder erlernen. Es werden weder besondere Gerätschaften noch ein besonderer Ort dafür benötigt, jedoch erfordert es einiges an Zeit und Geduld.

Wurzeln des Autogenen Trainings

Der Begründer des Autogenen Trainings war Johannes Heinrich Schultz. Er war deutscher Staatsbürger und lebte von 1884 bis 1970. Schultz war Psychiater und Psychotherapeut. Er beschäftigte sich intensiv mit Hypnosetherapie, woraus er das Autogene Training nach wissenschaftlichen Prinzipien entwickelte. Mit der Erfindung des Autogenen Trainings wurde er schließlich weltbekannt und -berühmt. Am 30. April 1927 wurde diese Methode erstmals von ihm öffentlich vorgestellt. Bis dahin führte er zahlreiche Selbststudien durch, um die wirkungsvollste Anwendungsart zu analysieren. 1932 erschien sein Buch „Das autogene Training (Selbstentspannung durch Konzentration)", welches sehr viel Interesse sowohl von Kollegen als auch von Privatpersonen auf sich zog. Grundlage für seine Technik war seine Überzeugung, dass grundsätzlich jeder Mensch die Fähigkeit besitzt, sich tief zu entspannen, und zwar alleine durch seine Vorstellungskraft. Stellt sich beispielsweise eine Person intensiv ein Wärmegefühl im linken Arm vor, so kommt es tatsächlich zu einer Erhöhung der Oberflächentemperatur, basierend auf einer Zunahme der Durchblutung vor allem der oberflächlichen Gefäße. Die Wirksamkeit des Autogenen Trainings konnte in etlichen Studien nachgewiesen werden.

Vorbereitung zum Autogenen Training

Suchen Sie sich einen ruhigen Ort, an den Sie sich zurückziehen können, sich wohlfühlen und möglichst nicht gestört werden. Sorgen Sie für einen wohltemperierten Raum, der gut gelüftet und vor allem ruhig sein soll. Der Raum selbst sollte nicht zu hell sein, also keine zu starke künstliche Beleuchtung haben, und es sollte kein zu intensiver Geruch im Raum sein. Keine beengende, zu kalte oder zu warme Kleidung. Ideal sind eine bequeme Hose und ein Shirt, Socken, keine Schuhe.

Position: Autogenes Training kann man grundsätzlich im Liegen genauso wie im Sitzen durchführen. Ich persönlich ziehe es vor, dabei möglichst flach zu liegen, die Beine ausgestreckt und die Arme beidseits neben dem Körper positioniert zu haben, da ich mich in dieser Position am besten entspannen kann. Die Unterlage ist dabei entweder ein Bett oder eine Couch, da diese weich und bequem sind und dies bereits eine Entspannung fördert. Falls andere Familienmitglieder in der Umgebung sind, teilen Sie diesen mit, dass Sie jetzt gerne eine halbe Stunde für sich alleine sein möchten und wenn möglich nicht gestört werden wollen. Sollten Sie dennoch „gestört" werden, so springen Sie nicht sofort auf, sondern atmen Sie erst einige Male tief ein und aus, machen Sie sich bewusst, dass Sie jetzt das Training unterbrechen werden, öffnen Sie die Augen und stehen erst nach Ablauf dieser Schritte auf. Dadurch kann sich Ihr Körper auf die Aktivität vorbereiten und die Ruhephase wird nicht zu abrupt unterbrochen. Bringen Sie sich in eine für Sie angenehme Position. Schließen Sie nun die Augen und atmen Sie einige Male tief ein und aus. Konzentrieren Sie sich auf Ihren Körper und fühlen Sie, wie er angenehm entspannt auf der Unterlage liegt, von der er getragen wird.

Durchführung des Autogenen Trainings

Grundsätzlich unterscheidet man beim Autogenen Training die Unterstufe und die Oberstufe. Die Unterstufe dient vor allem der Entspannung und besteht aus bis zu sieben Übungen. Es ist dabei nicht notwendig, alle sieben Übungen durchzuführen. Ich habe beispielsweise über lange Zeit „nur" die ersten drei durchgeführt, was ausreichend war. Es dauert zudem manchmal eine Weile, bis sich eine tiefe Entspannung einstellt, und es bedarf daher auch einiger Übung. Also bitte nicht gleich aufgeben, sollte es nicht gleich beim ersten Mal funktionieren. Denn wie bei den meisten Dingen im Leben braucht es einfach seine Zeit, bis sich der Körper und der Geist auf die neue Art von Zuwendung eingestellt haben. Ich werde Ihnen vor allem die Durchführung der Unterstufe genau beschreiben, mit dieser sollten Sie auch beginnen. Ich gehe dabei von meiner Position während des Trainings aus. Ich liege möglichst flach auf einer weichen Unterlage (Bett, Couch etc.)

Die Unterstufe des Autogenen Trainings

Beachten Sie erst die oben genannten Vorbereitungen zum Autogenen Training.

1. Die Ruhe-Übung: *„Mein rechter Arm ist ganz ruhig"*

Zu Beginn des Autogenen Trainings ist es einfacher, sich auf einen Körperteil zu konzentrieren und nicht auf den gesamten Körper. Ich habe als Beispiel den rechten Arm gewählt. Sie können aber selbstverständlich ohne Weiteres mit einem anderen Körperteil beginnen. Konzentrieren Sie sich auf diesen Satz und sprechen Sie ihn immer wieder in Ihrem Inneren aus. Atmen Sie dabei ruhig ein und aus, am besten mit Hilfe der Bauchatmung. Nach einiger Zeit des Trainings werden Sie selbst die Erfolge spüren und können die Ruhe-Übung auf den ganzen Körper ausweiten.

„Ich bin ganz ruhig"

Konzentrieren Sie sich auf diesen Satz. Sprechen Sie ihn immer wieder in Ihrem Inneren aus. Atmen Sie dabei ruhig ein und aus, möglichst in Form einer Bauchatmung. Konzentrieren Sie sich in der ersten Zeit, in der Sie diese Übung durchführen, auf diesen ganzen Satz. Erst wenn sich Erfolge einstellen, sprich, Sie tatsächlich immer ruhiger werden, können Sie diesen Satz verkürzen. Dies wird einige Zeit dauern.

„Ruhe"

Nach einiger Zeit genügt es, sich nur mehr das Wort „Ruhe" innerlich vorzusagen. Versuchen Sie zusätzlich, sich dieses Wort vor Ihrem inneren Auge bildlich vorzustellen, zu visualisieren.

Die „Ruhe-Übung" versetzt sowohl den Körper als auch den Geist in einen Ruhezustand und soll zu mehr Konzentration verhelfen. Bei der Anwendung ist vor allem zu beobachten, wie der Puls nach und nach langsamer wird und der ganze Körper sich entspannt.

2. Die Schwere-Übung: *„Mein rechter Arm ist ganz schwer"*

Die Schwere, die Sie immer stärker wahrnehmen werden, ist die Folge der weitgehenden Lockerung Ihrer Muskulatur, die entspannt und gut durchblutet ist.

Beginnen Sie wieder damit, sich auf einen Körperteil zu konzentrieren.

Nach ersten Erfolgen können Sie wiederum damit beginnen, sich auf den ganzen Körper zu konzentrieren.

„Mein Körper ist ganz schwer"

Wirkt auch dieser Satz bereits sehr gut, können Sie ihn wiederum verkürzen.

„Schwere"

Wenn Sie das Autogene Training gut beherrschen, genügt es auch bei der Schwere-Übung, wenn Sie nur das Wort „Schwere" vor Ihrem inneren Auge visualisieren, um eine entsprechende Wirkung in Ihrem eigenen Körper zu verspüren.

3. Die Wärme-Übung: *„Mein rechter Arm ist ganz warm"*

Die Wärme, die Sie nach einiger Übung in Ihrem Körper verspüren werden, wird durch eine verstärkte Durchblutung ausgelöst und genauso wie die anderen Übungen als sehr angenehm empfunden.

Sprechen Sie diesen Satz in Ihrem Inneren immer wieder aus und konzentrieren Sie sich dabei ausschließlich auf Ihren rechten Arm. Sie werden sehen, dass Sie schon sehr bald ein verstärktes Wärmegefühl verspüren werden. Ist dies der Fall, so weiten Sie Ihre Aufmerksamkeit wieder auf den ganzen Körper aus.

„Mein Körper ist ganz warm"

Zeigt auch diese Vorstellung ihre Wirkung, so können Sie diese wiederum auf ein einziges Wort reduzieren und die Wärme wird sich entfalten.

„Wärme"

In den ersten Monaten, während denen ich mit dem Autogenen Training begonnen habe, arbeitete ich ausschließlich mit diesen drei Übungen. Ich habe dies als ausreichend empfunden, um mich optimal entspannen zu können. Die Unterstufe des Autogenen Trainings besteht prinzipiell aus sieben Übungen. Ich möchte Ihnen natürlich die restlichen Übungen nicht vorenthalten. Entscheiden Sie selbst, mit wie vielen Sie beginnen möchten. Nach einiger Zeit der Übung habe ich mein Training auf alle sieben Bereiche ausgeweitet. Beachten Sie beim Training aber bitte immer, dass Sie nicht zu lange trainieren. Prinzipiell richtet sich die Dauer ganz nach Ihrer Selbsteinschätzung und nach Ihrem Wohlbefinden, sollte aber 20 Minuten nicht überschreiten. Bei den nächsten vier Übungen gehen Sie bitte in der gleichen Reihenfolge vor wie bei den ersten drei. Da ich den Übungsablauf jetzt schon einige Male erklärt habe, werde ich mich im Wesentlichen auf die Leitsätze beschränken.

4. Die Atemübung: *„Meine Atmung geht ruhig und gleichmäßig"*

Später: *„Es atmet mich"*

Durch konzentriertes, bewusstes Ein- und Ausatmen wird eine Vertiefung der Entspannung erreicht. Versuchen Sie dabei, Ihrer Atmung zwar Ihre ganze Aufmerksamkeit zu schenken, atmen Sie aber keinesfalls gezwungen ein und aus. Beobachten Sie einfach Ihren Atemfluss.

5. Die Herz-Übung: *„Mein Herz schlägt ruhig und gelassen"*

Diese Übung soll die Entspannung ebenfalls vertiefen. Bei mir persönlich waren die Reaktionen dabei sehr unterschiedlich. Manchmal führte die intensive Konzentration auf mein Herz eher wieder zu einem Unruhegefühl, daher habe ich diese Übung zu Zeiten der Panikattacken weggelassen. Mittlerweile wende ich sie jedoch wieder an.

6. Die Sonnengeflechts-Übung

Das Sonnengeflecht, auch Solar Plexus genannt, ist ein Geflecht aus Nervenfasern. Er beginnt auf der Höhe des zwölften Brustwirbels, also ungefähr am Ende des Brustbeines, und endet auf Höhe des ersten Lendenwirbels und kontrolliert die Funktion von gewissen inneren Organen wie beispielsweise Magen oder Darm. Bei einem Schlag auf den Solar Plexus kommt es auf Grund der hohen Nervenanzahl zu Schwindel, Atemnot bis hin zur Bewusstlosigkeit.

Konzentrieren Sie sich auf Ihr Sonnengeflecht mit folgendem Satz: *„Das Sonnengeflecht ist strömend warm"*

7. Die Kopf-Übung: *„Der Kopf ist klar"***,** *„Die Stirn ist kühl"*

Diese Übung dient der Wiedererlangung oder Verstärkung der Konzentration, was vor allem bei Müdigkeit sehr effizient ist, um wieder wach und aufnahmefähig zu werden.

8. Übungsende: Die Rücknahme

Beenden Sie das Autogene Training immer mit einer so genannten Rücknahme. Während der Übungen sind Sie im Idealfall in einem Zustand der erholsamen Trance. Ihr Körper ist entspannt und gut durchblutet, Ihr Geist und Ihre Seele sind ebenfalls entspannt. Daher ist es am Ende sehr wichtig, Körper, Geist und Seele wieder in das Hier und Jetzt zurückzuführen, um wieder vollkommen wach, orientiert und aufnahmefähig zu sein. Wenn Sie hingegen nach der letzten Übung ohne Rücknahme wieder aufstehen, kann es sein, dass Sie müde und unkonzentriert sind, was nicht Sinn und Zweck sein soll.

Durchführung: Atmen Sie einige Male tief ein und aus. Anschließend dehnen und strecken Sie sich ordentlich und gähnen Sie eventuell. Dadurch kommt es zu einer Aktivierung der Nervenenden, der Körper wird wieder auf eine Aktivität vorbereitet. Öffnen Sie danach langsam Ihre Augen. Gönnen Sie sich noch eine kurze Zeit, strecken Sie sich nochmals und stehen Sie abschließend langsam auf.

Nach einiger Übung führt Autogenes Training zu einer raschen, tiefen Entspannung. So kann eine wirkungsvolle Ruhepause und eine Auszeit für Körper, Geist und Seele erzielt werden und Stress wird vermindert oder sogar völlig abgebaut. Wichtig ist für alle, die sich für dieses Training entscheiden, mit Geduld an die Sache heranzugehen. Es erfordert eine gewisse Übung und einige Wiederholungen, bis sich der ganze Körper auf diese neue Form der Zuwendung eingestellt hat und schließlich positiv daraufhin reagieren wird. Also geben Sie bitte nicht gleich auf, sollte es bei den ersten Malen nicht so funktionieren, wie Sie sich das vorgestellt hatten. Auch wenn sich bereits Erfolge eingestellt haben, kann es sein, dass das Autogene Training an manchen Tagen nicht optimal funktioniert, da Sie mit Ihren Gedanken vielleicht immer wieder abschweifen. In diesem Fall ist es empfehlenswert, das Training abzubrechen und auf einen späteren Zeitpunkt zu verschieben. Autogenes Training sollte ruhig, gelassen und ohne eine hohe Erwartungshaltung geübt werden. Der Mensch kann sich nicht immer gleich schnell entspannen und loslassen, also lassen Sie sich Zeit und üben Sie weiter.

Progressive Muskelentspannung

Abkürzung: PMR für progressive Muskelrelaxation

Die Progressive Muskelentspannung wurde von Edmund Jacobson entwickelt. Er lebte von 1888 bis 1983 in Chicago und war Arzt und Physiologe. Er konnte durch diverse Forschungsarbeiten den Zusammenhang zwischen einer übermäßigen muskulösen Anspannung auf der einen Seite und unterschiedlichen körperlichen und seelischen Erkrankungen auf der anderen Seite nachweisen. So erkannte er auch, dass bestimmte seelische Vorgänge, wie beispielsweise innere Unruhe oder Angst, zu einer Verspannung bestimmter Muskeln führen. Er erkannte außerdem, dass eine Reduktion des Muskeltonus die Aktivität des Zentralen Nervensystems herabsetzt und somit zu einer Entspannung führt. 1929, nach zwanzigjähriger Forschung, veröffentlichte er erstmals seine Ergebnisse und 1934 erschien schließlich sein erstes von insgesamt acht Büchern zum Thema Progressive Muskelentspannung mit dem Titel „You must relax" – ein sehr deutlicher Buchtitel also.

Vorteile der Progressiven Muskelentspannung

Sie ist einfach zu erlernen. Manche Menschen haben Probleme, sich einfach fallen zu lassen und sich zu konzentrieren, wie es beim Autogenen Training beispielsweise vonnöten ist. Bei der Progressiven Muskelentspannung können die Übungen in jedem Fall durchgeführt werden. Die Entspannung setzt sich mit der Zeit automatisch durch. PMR ist überall durchführbar. Sie brauchen keine besonderen örtlichen Voraussetzungen, um diese Übungen durchführen zu können. Im Prinzip genügen ein Stuhl und etwas Ruhe. Sie werden sehen, dass sich bereits nach ersten Übungen die Muskulatur zusehends lockert und sich erste Erfolge einstellen. Der Anwender entwickelt außerdem ein besseres Körpergefühl und Körperbewusstsein. Verspannungen werden eher wahrgenommen und können so früher bearbeitet und gelockert werden. Durch die verbesserte Körperwahrnehmung werden Sie lernen, früher auf Signale Ihres Körpers zu achten. Bei der Progressiven Muskelentspannung geht es im Wesentlichen darum, ein besseres Körperbewusstsein und eine bessere Körperwahrnehmung zu entwickeln. Ein innerlich verängstigter, verspannter oder gestresster Mensch hat meist auch eine verspannte Muskulatur. Somit besteht ein psychosomatischer Zusammenhang zwischen diesen beiden Faktoren. Das heißt, dass der Körper mit Verspannungen auf seelische Belastungen reagiert. Umgekehrt kann dieses Wissen nun genutzt werden, um durch eine bewusste körperliche Anspannung die Muskeln zu lockern und somit auch die Seele wieder in Balance zu bringen und sich zu entspannen. So wird körperliche Aktivität nach einem gewissen Schema durchgeführt, um sich letztendlich zu entspannen und loslassen zu können. Die Übungen führen zu einer Senkung der Muskelspannung. Letztendlich soll man mit dieser Methode in der Lage sein, eine Entspannung der Muskulatur jederzeit herbeiführen zu können und damit Stress, Ängste, Herzklopfen etc. zu vermindern oder ganz auszugleichen. Genauso wie Körper und Seele zusammenspielen, so tut dies auch unsere Muskulatur. Sämtliche Muskeln in unserem Körper sind paarig angeordnet. Dies gewährleistet einen optimalen Bewegungsablauf und eine optimale Funktion der Muskeln. Dabei gibt es immer einen Agonisten und einen Antagonisten.

Der Agonist

Dieses Wort kommt aus dem Griechischen und bedeutet so viel wie „der Führende" oder „der Tätige". Sein Gegenspieler wird als Antagonist bezeichnet. Ein gutes Beispiel für den Agonisten ist der Bizeps am Oberarm. Wenn Sie den Arm beugen, so wird der Bizeps aktiv verkürzt und der Trizeps, sein Gegenspieler, passiv gedehnt. Strecken Sie hingegen den Arm wieder aus, so wird der Bizeps aktiv gedehnt und der Trizeps passiv verkürzt. Versuchen Sie dies und beobachten Sie die Bewegungen dieser beiden Muskeln. Sie werden erkennen, dass das Zusammenspiel automatisch funktioniert und ein Muskel ohne den anderen nicht arbeiten kann. Genau diesen Zusammenhang macht man sich bei der progressiven Muskelentspannung zunutze. Indem wir die Muskeln an- und entspannen, lösen wir seelische Blockaden und verbessern unser Körperbewusstsein. Der Muskeltonus wird mit der Zeit verringert und die Muskulatur verkrampft sich nicht mehr so schnell. Dabei konzentriert sich die Person auf die Anspannung und die anschließende Entspannung und beobachtet dabei genau eventuell auftauchende Gefühle (Wärme, Kälte, Kribbeln etc.). Während der Anspannung etwa werden die betreffenden Muskeln stärker durchblutet, was anschließend zu einem Wärmegefühl führt.

Vorbereitung zur Progressiven Muskelentspannung

Ziehen Sie bequeme Kleidung an, nichts Beengendes, nichts zu Heißes oder zu Kühles. Der Raum sollte wohl temperiert sein, so dass Sie sich in Ihrer Kleidung wohl fühlen. Sorgen Sie für Ruhe im Raum. Sollten Familienmitglieder oder andere Personen in Ihrer Umgebung sein, so teilen Sie diesen mit, dass Sie in der nächsten halben Stunde bis vierzig Minuten nicht gestört werden möchten. Schalten Sie Ihr Handy ab. Atmen Sie einige Male tief ein und aus und besinnen Sie sich darauf, dass Sie sich jetzt ausschließlich mit sich selbst beschäftigen werden und diese Zeit Ihnen alleine gehören wird. Die Progressive Muskelentspannung können Sie im Sitzen oder im Liegen durchführen. Wichtig ist dabei allerdings schon die richtige Haltung.

Die richtige Haltung im Sitzen

Setzen Sie sich gerade auf einen Sessel, in einer bequemen Haltung. Die Beine stehen parallel am Boden. Sie stehen fest und sicher auf dem Boden. Die Hände ruhen in Ihrem Schoß. Der Rücken ist gerade (kein Hohlkreuz). Der Kopf ist aufgerichtet. Die Schultern hängen entspannt herunter.

Die richtige Haltung im Liegen

Sie liegen gerade mit ausgestreckten Gliedmaßen in einer bequemen Position. Der Kopf liegt gerade auf der Unterlage. Die Beine sind ausgestreckt, die Füße leicht nach außen gedreht (außenrotiert). Die Arme liegen beidseits ausgestreckt neben dem Oberkörper. Bitte beachten Sie, dass Sie keine Decke zum Zudecken verwenden, die Übungen können sonst nicht optimal durchgeführt werden.

Durchführung

Schließen Sie nun die Augen und atmen Sie einige Male tief ein und aus.

Spüren Sie, wie sich beim Einatmen die Bauchdecke hebt und beim Ausatmen wieder senkt.

Spüren Sie, wie beim Einatmen kühle Luft von außen in Ihren Körper dringt und wie diese Luft Ihren Körper beim Ausatmen angewärmt wieder verlässt.

Konzentrieren Sie sich auf Ihren Körper und wandern Sie ihn in Gedanken durch. Versuchen Sie nun, mögliche Verspannungen aufzuspüren und bereits etwas zu lockern, indem Sie ihnen Ihre ganze Aufmerksamkeit widmen.

Atmen Sie während der Übungen immer ruhig ein und aus, halten Sie niemals die Luft an, ganz egal, ob Sie gerade anspannen oder entspannen. Der Atem sollte dabei immer fließen.

Genießen Sie besonders das Ausatmen. Mit jedem Ausatmen werden Sie ruhiger und ruhiger. Geben Sie dieser Ruhe nach, lassen Sie sich richtig hineinfallen.

Ruhe, Schwere und Wärme durchströmt nun Ihren ganzen Körper.

Achten Sie auf mögliche Empfindungen beim Anspannen und Entspannen der Muskulatur.

Spannen Sie nur so viel an, dass Sie eine Spannung verspüren. Es ist völlig ausreichend, einen Unterschied zwischen Anspannung und Entspannung zu verspüren, um die gewünschte Wirkung zu erreichen. Verkrampfen Sie sich aber nicht, spannen Sie nicht zu stark an. Sollten Sie beim Anspannen einen Schmerz verspüren, so lassen Sie diese Muskeln aus und versuchen Sie, diese mit Ihren Gedanken und Ihrer Aufmerksamkeit innerlich zu lockern.

Die Anspannung sollte in etwa 5 Sekunden andauern, die Entspannung hingegen deutlich länger, also etwa 10 bis 15 Sekunden.

Die Reise durch den Körper

1. Rechte Hand, rechter Unterarm:

Richten Sie nun Ihre Aufmerksamkeit auf die rechte Hand und den rechten Unterarm. Ballen Sie beim nächsten Einatmen die rechte Hand zur Faust. Halten Sie die Anspannung einige Sekunden. Beobachten Sie dabei mögliche Empfindungen und atmen Sie weiterhin ruhig ein und aus.

Beim nächsten Ausatmen lösen Sie die Anspannung. Nun ist allmählich Entspannung in diesem Bereich spürbar. Fühlen Sie einige Zeit nach und achten Sie auf den Unterschied zwischen der Anspannung und der Entspannung.

2. Rechter Oberarm:

Beugen Sie beim Einatmen den Ellbogen mit geöffneter Hand und spüren Sie die Anspannung. Halten Sie diese Position für einige Sekunden und entspannen Sie anschließend wieder Ihren Oberarm, indem Sie den Arm wieder ausstrecken und seitlich neben Ihrem Oberkörper ruhen lassen. Achten Sie auf den Unterschied zwischen der Anspannung und der Entspannung. Atmen Sie ruhig weiter. Die Finger, die rechte Hand, der rechte Unterarm und der rechte Oberarm werden nun mehr und mehr entspannt.

3. Linke Hand, linker Unterarm:

Richten Sie nun Ihre Aufmerksamkeit auf die linke Hand und den linken Unterarm. Ballen Sie beim nächsten Einatmen die linke Hand zur Faust. Beobachten Sie jetzt, mit welchen Gefühlen Sie darauf reagieren. Beim nächsten Ausatmen lockern Sie die Anspannung und beobachten die immer stärker werdende Entspannung. Atmen Sie immer weiter ruhig ein und aus.

4. Linker Oberarm:

Beugen Sie beim nächsten Einatmen den Ellbogen mit geöffneter Hand und spüren Sie die Anspannung. Halten Sie diese Anspannung für einige Sekunden. Atmen Sie ruhig ein und aus und achten Sie auf mögliche Gefühle. Beim nächsten Ausatmen senken Sie den Arm wieder in die Ursprungsposition zurück. Die Anspannung lässt nach und die Entspannung wird mehr und mehr.

5. Kopf:
5a. Stirn:

Legen Sie beim nächsten Einatmen die Stirn in Falten. Halten Sie diese Anspannung einige Sekunden und lösen Sie diese schließlich mit einem Ausatmen. Sie spüren, wie sich Ihre Stirn allmählich wieder glättet, bis sie schließlich ganz glatt ist. Die Stirn entspannt sich mehr und mehr.

5b. Augen:

Kneifen Sie beim Einatmen die Augen zusammen und halten Sie die Anspannung für einige Sekunden. Spüren Sie die Anspannung. Lösen Sie die Anspannung bei einem Ausatmen und spüren Sie, wie sich Ihre Augen langsam wieder entspannen und von einem Gefühl der Wärme durchflutet werden. Genießen Sie dieses Gefühl für einige Zeit. Schenken Sie der Entspannung Ihre ganze Aufmerksamkeit.

5c. Nase:

Spannen Sie beim Einatmen die Nasenmuskeln an, indem Sie die Nase rümpfen. Spüren Sie die Anspannung und halten sie diese für einige Sekunden. Lösen Sie sie mit einem Ausatmen und spüren Sie die Lockerung und die Entspannung. Jedes Mal, wenn Sie entspannen, ist dies ein Loslassen. Angenehme Wärme durchströmt Ihren ganzen Körper.

5d. Mund/Lippen:

Spannen Sie Ihre Lippenmuskulatur an, indem Sie beim nächsten Einatmen die Lippen spitzen. Spüren Sie die Anspannung und halten Sie diese für einige Sekunden. Lösen Sie die Anspannung bei einem Ausatmen und widmen Sie Ihre Aufmerksamkeit voll und ganz der Entspannung. Vielleicht können Sie spüren, wie Wärme diesen Bereich nun durchdringt, vielleicht spüren Sie auch ein leichtes Kribbeln.

5e. Kiefermuskeln:

Spannen Sie Ihre Kiefermuskeln an, indem Sie bei der nächsten Einatmung die Zähne zusammenbeißen. Halten Sie diese Anspannung für einige Zeit und spüren Sie die

Spannung. Beim Ausatmen lösen Sie diese und konzentrieren sich voll und ganz auf die Entspannung. Die Kiefermuskeln sind warm und gut durchblutet.

6. Halsmuskulatur und Nackenmuskulatur:
Drehen Sie beim Einatmen den Kopf ganz langsam nach rechts und beugen Sie ihn leicht zur Schulter. Halten Sie diese Position für einige Sekunden. Spüren Sie die Anspannung im Halsbereich, vor allem auf der linken Seite. Bei einem Ausatmen drehen Sie den Kopf wieder ganz langsam in seine Ursprungsposition zurück.

Drehen Sie nun beim Einatmen den Kopf ganz langsam und behutsam nach links und beugen Sie ihn leicht zur linken Schulter. Halten Sie diese Position für einige Sekunden und spüren Sie vor allem in der linken Halsseite die Anspannung. Drehen Sie nun bei einem Ausatmen den Kopf wieder in die Ursprungsposition zurück und fühlen Sie die Entspannung. Ihr gesamter Hals wird nun von Wärme durchflutet. Er ist gut durchblutet, entspannt und gelockert.

Drücken Sie nun beim nächsten Einatmen den Kopf nach vorne gegen die Brust und halten Sie diese Position für einige Sekunden. Achten Sie auf die Anspannung im Halsbereich und vor allem auch im Nackenbereich. Bei einem Ausatmen lösen Sie die Anspannung und bewegen den Kopf wieder langsam in seine Ursprungsposition zurück.

7. Schultern:
Ziehen Sie die Schultern beim Einatmen langsam nach hinten. Spüren Sie die Anspannung im Schulterbereich und atmen Sie weiter ruhig ein und aus. Lösen Sie nach

einigen Sekunden bei einem Ausatmen die Anspannung, bewegen Sie die Schultern in die Ausgangsposition zurück und senken Sie sie so tief wie möglich. Spüren Sie, wie die Last von Ihren Schultern genommen wird, wie Wärme Ihre Schultern durchströmt und Sie sich mehr und mehr entspannen.

8. Rücken:

Drücken Sie beim Einatmen Ihren Rücken durch, so dass ein Hohlkreuz entsteht. Halten Sie diese Stellung für einige Zeit. Spüren Sie die Anspannung darin und atmen Sie weiter ein und aus. Bleiben Sie mit Ihrer ganzen Aufmerksamkeit bei Ihrem Rücken und lösen Sie bei einem Ausatmen die Anspannung. Bewegen Sie den Rücken in eine aufrechte und gerade Position zurück. Beobachten Sie nun das Gefühl der Entspannung, das sich in Ihrem unteren Rücken allmählich ausbreitet.

9. Bauchmuskulatur:

Richten Sie nun Ihre ganze Aufmerksamkeit auf Ihren Bauch. Spannen Sie die Bauchmuskulatur beim Einatmen an, so als wollten Sie einen leichten Schlag abfedern. Halten Sie die Anspannung für einige Zeit. Lösen Sie diese Position bei einem Ausatmen und konzentrieren Sie sich nun für einige Zeit auf die Entspannung. Wärme breitet sich in Ihrem gesamten Bauchraum aus. Die Bauchmuskulatur ist nun gelockert und gut durchblutet.

10. Beine

10a. Rechter Oberschenkel

Spannen Sie die Oberschenkel- und Gesäßmuskulatur beim Einatmen an und spüren Sie die Anspannung. Lösen Sie nach einiger Zeit bei einem Ausatmen die Anspannung und konzentrieren Sie sich voll und ganz auf das Gefühl der Entspannung. Atmen Sie weiter ruhig ein und aus und achten Sie auf den Unterschied zwischen der Anspannung und der Entspannung.

10b. Wadenmuskeln rechtes Bein

Spannen Sie die Wadenmuskulatur Ihres rechten Beines beim Einatmen an, indem Sie den Vorfuß nach oben ziehen. Halten Sie diese Position für einige Sekunden. Spüren Sie die Anspannung in Ihrer Wade. Lösen Sie bei einem Ausatmen die Anspannung und bewegen Sie den Vorfuß in die ursprüngliche Position zurück.

Spüren Sie den Unterschied zwischen der Anspannung und der Entspannung. Wärme durchflutet nun Ihre Wade. Sie ist entspannt und gut durchblutet.

10c. Rechter Fuß

Spannen Sie nun beim Einatmen Ihren rechten Fuß an, indem Sie die Zehen abbiegen oder aufrollen. Spüren Sie die Anspannung in Ihrem gesamten Fuß und halten Sie diese für einige Sekunden. Bei einem Ausatmen lösen Sie sie wieder und spüren nun mehr und mehr die eintretende Entspannung. Fühlen Sie den Unterschied zwischen der Anspannung und der Entspannung, dem Loslassen.

10d. Linker Oberschenkel

Konzentrieren Sie sich nun voll und ganz auf Ihren linken Oberschenkel. Spannen Sie den linken Oberschenkel und die linke Gesäßhälfte beim Einatmen an. Spüren Sie die nun entstandene Spannung und halten Sie diese für einige Sekunden. Atmen Sie weiter ruhig ein und aus. Lassen Sie Ihren Atem fließen. Lösen Sie bei einem Ausatmen die Spannung und richten Sie Ihre Aufmerksamkeit auf die Entspannung. Wärme breitet sich aus.

10e. Wadenmuskeln linkes Bein

Spannen Sie die Wadenmuskulatur in Ihrem linken Bein an, indem Sie den linken Vorfuß Richtung Schienbein ziehen. Spüren Sie die Spannung in Ihrer Wade und achten Sie auf mögliche Gefühle. Halten Sie die Anspannung für einige Zeit. Lösen Sie sie bei einem Ausatmen und fühlen Sie nun die Entspannung. Ihre Wadenmuskulatur ist nun entspannt, gelockert und gut durchblutet.

10f. Linker Fuß

Richten Sie Ihre Aufmerksamkeit auf den linken Fuß. Beim Einatmen erzeugen Sie eine Spannung, indem Sie die Zehen beugen oder aufrollen. Fühlen Sie die Anspannung und atmen Sie weiter ruhig ein und aus. Bei einem Ausatmen machen Sie nun der Entspannung Platz, indem Sie die Zehen wieder lockern und in ihre Ausgangsposition zurückbewegen. Fühlen Sie das Loslassen, die Entspannung.

11. Die Rücknahme:

Das Progressive Muskeltraining ist nun beendet. Ihr ganzer Körper ist gelockert, entspannt und gut durchblutet. Atmen Sie nun noch einige Male tief ein und aus. Ballen Sie beide Hände zu Fäusten. Recken und strecken Sie sich mit dem ganzen Körper. Atmen Sie noch einige Male tief ein und aus und öffnen Sie Ihre Augen. Sie sind jetzt wieder völlig im Hier und Jetzt und können wieder aufstehen. Sie sind völlig wach und erholt.

Solange Sie in der Lernphase der Progressiven Muskelentspannung sind, ist es beispielsweise leichter für Sie, wenn Sie sich den Text vorher entweder selbst einige

Male durchlesen und sich einprägen um vertraut damit zu werden, oder Sie lassen sich während der Übungen einfach den Text von einem/r Übungspartner/in vorlesen.

Sollten Sie die Progressive Muskelentspannung im Liegen durchführen und dabei einschlafen, so ist dies grundsätzlich kein Problem. In diesem Fall geht das Training in eine angenehme Nachtruhe über, aus der Sie am nächsten Tag frisch und erholt wieder aufwachen. Doch prinzipiell sollten Sie aus dieser Methode neue Kraft schöpfen und letztendlich wieder wach und aktiv werden.

Die Chakren – unsere feinstofflichen Energiewirbel

Die Grundlage jeder Energiearbeit ist immer die Lehre von den Chakren und die Arbeit damit, unabhängig davon, von welcher Tradition ausgegangen wird oder welche Methode/Technik letztendlich verwendet wird.

Was sind Chakren?

Das Wort Chakra kommt aus dem Sanskrit und bedeutet so viel wie „Rad", „Kreis" oder „Wirbel". Chakren sind somit feinstoffliche Energiewirbel, welche sich zwischen dem physischen Körper und dem Astralleib des Menschen befinden. Sämtliche Chakren sind dabei durch Energiekanäle verbunden, stehen also in Beziehung zueinander. Über die genaue Anzahl der Chakren und der Energiekanäle gehen die Meinungen allerdings auseinander. So sprechen alte indische und tibetische Schriften etwa von 72.000 bis 350.000 Energiekanälen in unserem Körper. In der Praxis wird jedoch hauptsächlich mit den sieben Haupt-Chakren gearbeitet, welche sich entlang der Wirbelsäule bis hin zum Scheitel des Kopfes erstrecken. Jedes Chakra steht mit einem bestimmten Bereich im Körper und mit bestimmten Gefühlen und Bewusstseinszuständen in Verbindung. Diese Haupt-Chakren sind am entscheidensten im Zusammenspiel zwischen Körper, Geist und Seele. Daher wird auch in erster Linie mit diesen Chakren gearbeitet. Jedes Chakra schwingt außerdem in seiner entsprechenden Grundfarbe und unterschiedlich schnell.

Organisch gesehen sind Chakren ebenso wenig vorhanden oder sichtbar wie unsere Seele. In aktivem, gesundem Zustand funktionieren diese Energiewirbel folgendermaßen: Durch ihre drehenden Bewegungen und ihr trichterförmiges Aussehen sorgen sie dafür, dass Energie von außen aufgenommen und in unser Inneres geleitet wird. Genauso wird negative Energie nach außen abgeleitet. Es ist also ein gegenseitiger Informationsaustausch zwischen Innen und Außen. Jedes Chakra versorgt dabei einen bestimmten Bereich des Körpers mit Energie.

Die Verbindungskanäle oder Energiekanäle der Chakren sind unterschiedlich stark entwickelt. Dies hängt von verschiedenen Faktoren ab. Die Entwicklung der Energiekanäle ist vor allem bis zum siebten Lebensjahr von großer Bedeutung. Erhält das Kind in dieser Zeit etwa zu wenig Liebe oder erfährt es zu wenig Zuneigung und Geborgenheit, so kann sich das ohne Weiteres auf die Energiekanäle und somit auf das spätere Leben negativ auswirken. Von den Energiekanälen hängt es ab, wie viel Lebensenergie überhaupt fließen kann. Sind diese Kanäle teilweise blockiert, so hat dies, je nach Lage, entsprechende körperliche und/oder seelische Auswirkungen zur Folge. Die Chakren selbst sollen alle möglichst gleich weit geöffnet sein, um eine Unter- oder eine Überversorgung mit Energie zu verhindern.

Geschichte der Chakren

Wie bereits beschrieben, kommt das Wort „Chakra" aus dem Sanskrit und bedeutet so viel wie Rad, Kreis oder Wirbel. Sanskrit wiederum ist die Sprache der Veden.

Vedisch ist eine indogermanische Sprache und als Vorgänger des Sanskrit zu bezeichnen. Sanskrit selbst wiederum bedeutet so viel wie „zusammengesetzte Sprache" (aus „samskrta" für „zusammen" und „krta" für „gemacht"). Sanskrit wird in Indien gesprochen.

Vor allem im tantrischen Hinduismus, in der Yogalehre und in der Traditionellen Chinesischen Medizin (TCM) finden Chakren-Übungen ihre Anwendung. Die ersten Menschen, die die Chakren tatsächlich entdeckten und mit ihnen arbeiteten, waren wahrscheinlich die Yogis im Himalaja. Allerdings wurde damals vor allem mit mündlichen Überlieferungen gearbeitet. Die älteste Darstellung der sieben Haupt-Chakren stammt aus Indien. Alte indische Schriften (um 1500 v. Chr.) sprechen bereits von Chakren und geben Hinweise auf deren Lage im Körper. Patanjali (ca. 200 v. Chr.) war der Begründer der Yogaphilosophie. Er war es auch, der die Chakren erstmals systematisch und in schriftlicher Form beschrieb. Somit besteht eine historische Verbindung zwischen der Yogalehre und den Chakren. Aber auch andere Naturvölker wussten bereits sehr früh um die Existenz dieser Energiewirbel. Beispielsweise fand diese Art der Energiearbeit bei den meisten Indianerstämmen ihre Anwendung.

Wozu dienen Übungen mit den Chakren?

Ich befasse mich in diesem Kapitel ausschließlich mit den sieben Haupt-Chakren, da diese die wichtigsten für unser Dasein als Menschen und für unsere Gesundheit sind. Chakren-Übungen dienen einerseits dazu, den Energiefluss aufrechtzuerhalten und somit die Gesundheit und die Vitalität unseres Körpers, unseres Geistes und unserer

Seele zu gewährleisten. Andererseits können durch gezielte Übungen oder Verhaltensweisen geschwächte Chakren stimuliert, der Energiefluss wieder aktiviert und somit Beschwerden physischer oder psychischer Natur deutlich verbessert oder sogar zur Gänze behoben werden. Chakren-Übungen bedürfen nicht unbedingt irgendwelcher besonderer Vorbereitungen oder Rahmenbedingen. Natürlich gibt es gezielte Übungen, welche ich an späterer Stelle noch genauer erklären werde, doch die Arbeit mit den Chakren kann problemlos in unseren Alltag integriert werden.

Mit Hilfe von Chakren-Übungen schaffen wir mit der Zeit eine tiefe Verbindung zwischen Körper, Geist und Seele. Wir werden uns unseres Selbsts bewusst, stärken dieses zunehmend und fühlen uns mit der Natur und mit einem höheren Selbst verbunden. Man spürt seinen Platz im Leben und im Universum und lernt Wichtiges von Unwichtigem zu trennen.

Die sieben Haupt-Chakren

1. Das Wurzel-Chakra
   Andere Bezeichnungen: Basis-Chakra, Basiszentrum, 1. Chakra

2. Das Nabel-Chakra
   Andere Bezeichnungen: Sakral-Chakra, Kreuzzentrum, Sexualchakra, 2. Chakra

3. Das Magen-Chakra
   Andere Bezeichnungen: Solarplexus-Chakra, 3. Chakra

4. Das Herz-Chakra
   Andere Bezeichnungen: Herzzentrum, 4. Chakra

5. Das Hals-Chakra
   Andere Bezeichnungen: Kehl-Chakra, Kommunikationszentrum, 5. Chakra

6. Das Stirn-Chakra
   Andere Bezeichnungen: Drittes Auge, Inneres Auge, 6. Chakra

7. Das Scheitel-Chakra
   Andere Bezeichnungen: Kronen-Chakra, Scheitelzentrum, 7. Chakra

Details zu den einzelnen Chakren

1. Das Wurzel-Chakra /Basis-Chakra

Lage: Zwischen Anus und Genitalien, im Bereich des Dammes
Richtung der Öffnung: Öffnet sich nach unten hin
Intensität der Schwingung: Gleichmäßiges, kontinuierliches Kreisen
Organentsprechung: Knochen, Wirbelsäule, Zähne, Nägel, Darm, Prostata, Blut
Farbe: Rot
Element: Erde
Aromen/Kräuter, welche das Chakra stimulieren: Baldrian, Lindenblüten, Holunder, Nelke, Rosmarin

Räucherstoffe, welche das Chakra stimulieren: Weihrauch, Myrrhe, Zeder, Moschus, Sandelholz, Aloeholz, Patchouli, Nelke

2. Das Nabel-Chakra

Lage: Ca. eine Handbreit unter dem Bauchnabel
Richtung der Öffnung: Öffnet sich nach vorne
Intensität der Schwingung: Die Schwingung ist leicht und unbeschwert
Organentsprechung: Körpersäfte wie Blut, Lymphe, Verdauungssäfte, Schweiß, Urin, Sperma, Tränen
Farbe: Orange
Element: Wasser
Aromen/Kräuter, welche das Chakra stimulieren: Brennnessel, Schafgarbe, Petersilie, Fenchel, Pfeffer
Räucherstoffe, welche das Chakra stimulieren: Myrrhe, Sandelholz, Weihrauch, Vanille, Rosenholz

3. Das Solarplexus-Chakra

Lage: Einige Zentimeter oberhalb des Bauchnabels, auf der Höhe des Magens und des Sonnengeflechts
Richtung der Öffnung: Öffnet sich nach vorne
Intensität der Schwingung: Schwingt kräftig, gleichmäßig
Organentsprechung: Alle Verdauungsorgane wie Magen, Darm, Leber Galle, Bauchspeicheldrüse. Außerdem Verbindung mit dem vegetativen Nervensystem
Farbe: Gelb (Goldgelb wie die Sonne)
Element: Feuer
Aromen/Kräuter, welche das Chakra stimulieren: Fenchel, Kamille, Wacholder, Lavendel

Räucherstoffe, welche das Chakra stimulieren: Nelke, Kamille, Lavendel, Zimt, Weihrauch, Melisse, Zimt

4. Das Herz-Chakra

Lage: Liegt medial (entlang der Wirbelsäule) auf der Höhe des Herzens
Richtung der Öffnung: Öffnet sich nach vorne
Intensität der Schwingung: Sanft kreisende Wellen
Organentsprechung: Herz, Kreislauf, Immunsystem: Abwehrkräfte
Farbe: In der Mitte sanft rosa, mit einem grünen Kranz
Element: Luft
Aromen/Kräuter, welche das Chakra stimulieren: Weißdorn, Melisse, Thymian, Basilikum
Räucherstoffe, welche das Chakra stimulieren: Weihrauch, Melisse, Thymian, Nelke, Zimt, Sandelholz, Nelke

5. Das Hals-Chakra

Lage: Auf der Höhe des Kehlkopfes
Richtung der Öffnung: Öffnet sich nach vorne
Intensität der Schwingung: Leichte, luftige Schwingung
Organentsprechung: Schilddrüse, Kehlkopf, Ohren, Hals, Nacken, Kiefer, Lunge, Bronchien, Speiseröhre
Farbe: Blau
Element: Luft
Aromen/Kräuter, welche das Chakra stimulieren: Kampfer, Pfefferminze, Eukalyptus, Salbei
Räucherstoffe, welche das Chakra stimulieren: Eukalyptus, Salbei, Lavendel, Sandelholz, Weihrauch

6. Das Stirn-Chakra

Lage: Auf der Höhe der Stirn, zwischen den Augenbrauen
Richtung der Öffnung: Öffnet sich nach vorne
Intensität der Schwingung: feine Schwingung
Organentsprechung: Zentrales Nervensystem (ZNS), Hypophyse, Drüsen des Körpers
Farbe: Violett
Element: Innerer Klang
Aromen/Kräuter, welche das Chakra stimulieren: Augentrost, Johanniskraut, Minze, Sandelholz, Jasmin
Räucherstoffe, welche das Chakra stimulieren: Sandelholz, Weihrauch, Jasmin, Wacholder, Aloeholz

7. Das Scheitel-Chakra

Lage: Über dem Scheitel des Kopfes
Richtung der Öffnung: Öffnet sich nach oben
Intensität der Schwingung: Vollkommenes Licht, intensive Schwingung
Organentsprechung: Körperliche Größe, Immunsystem
Farbe: Strahlend weiß
Element: Inneres Licht
Aromen/ Kräuter, welche das Chakra stimulieren: Rosenholz, Weihrauch
Räucherstoffe, welche das Chakra stimulieren: Weihrauch, Myrrhe, Sandelholz

Wie sich Störungen im Energiefluss bemerkbar machen

Das Basis-Chakra

Die Energie fließt, es bestehen keinerlei Blockaden:
- der Mensch steht mit beiden Beinen fest im Leben, hat Urvertrauen und weiß, was er/sie vom Leben will, fühlt sich geborgen/gut aufgehoben
- Knochen sind stabil, Nägel und Zähne sind gesund, problemlose Ausscheidung/Verdauung
- Gefühl von körperlicher und seelischer Gesundheit, Ausdauer, gute Konstitution

Störungen im Energiefluss/Blockaden:
- wenig Lebensfreude, kann sich zu nichts aufraffen, Kraftlosigkeit
- Depression, Existenzängste, Zukunftsängste, Misstrauen, Gefühl von Stress
- Allergien, Verdauungsbeschwerden jeglicher Art wie Verstopfung, Durchfall; Hämorrhoiden, Venenleiden wie Besenreiser oder Krampfadern

Das Nabel-Chakra

Die Energie fließt, es bestehen keinerlei Blockaden:
- Kreativität wird gelebt, Sinnlichkeit, Lebensfreude, sonniges Gemüt, sexuell aktiv
- Freundschaften werden gepflegt, positive Kontakte zu anderen Menschen, Selbstbewusstsein
- Verdauung problemlos

Störungen im Energiefluss/Blockaden:
- Kraftlosigkeit, mutlos, Eifersucht, Schuldgefühle, sexuell hyperaktiv oder hypoaktiv, Stimmungsschwankungen, Verdauungsprobleme, Erkrankungen der Geschlechtsorgane

Das Solarplexus-Chakra

Die Energie fließt/ es bestehen keinerlei Blockaden:
- Lebenskraft, Lebenslust, Lebensenergie, Gefühl der Stärke, Selbstbewusstsein, Ziele werden angestrebt und verwirklicht, Gefühle werden zugelassen und akzeptiert
- guter Schlaf, starke Nerven
- gesamter Verdauungsapparat ist gesund (Magen, Darm, Leber, Galle, Bauchspeicheldrüse)

Störungen im Energiefluss/ Blockaden:
- Gefühlskälte, Gleichgültigkeit, Hass, Neid, Unsicherheit, mangelndes Selbstbewusstsein, aber auch Machtbesessenheit, Rücksichtslosigkeit
- Erkrankungen des Magens wie Sodbrennen, Magengeschwür (Ulcus)
- Erkrankungen der Leber, der Milz und der Bauchspeicheldrüse, Übergewicht, Diabetes Mellitus (Zuckerkrankheit)

Das Herz-Chakra

Die Energie fließt/ es bestehen keinerlei Blockaden:
- uneigennützige Liebe, Mitgefühl und Verständnis, sich in die Lage des Gegenübers hineinversetzen können, Toleranz, Selbstliebe, Selbstakzeptanz

- stabiler Kreislauf, keine Blutdruckschwankungen
- körperlich gesund: Immunsystem ist intakt

Störungen im Energiefluss/Blockaden:
- verbittert, Herzenskälte, Egoismus, Kontaktschwierig-keiten, Beziehungsprobleme
- Erkrankungen des Herz-Kreislaufsystems wie Angina pectoris, koronare Herzkrankheit (KHK), Blutdruck-schwankungen, zu hoher oder zu niedriger Blutdruck (Hyper- oder Hypotonie), Nervosität

Das Hals-Chakra

Die Energie fließt/es bestehen keinerlei Blockaden:
- sehr kommunikativ, spricht gerne und gut, schöne Stimme, Worte werden bewusst benutzt
- keine Atemprobleme, keine Probleme im Hals-Nasen-Ohrenbereich

Störungen im Energiefluss/Blockaden:
-Unsicherheit; Angst, die Meinung zu sagen und dazu zu stehen; Schwierigkeiten, Gefühle und Gedanken in Worte zu fassen
- Erkrankungen im Hals-Nasen-Ohrenbereich wie Hals-schmerzen, Entzündungen der Nasennebenhöhlen, Man-delentzündungen (Rachenmandel), Heiserkeit

Das Stirn-Chakra

Die Energie fließt/es bestehen keinerlei Blockaden:
- gute Konzentrationsfähigkeit und gutes Gedächtnis (Langzeit- und Kurzzeitgedächtnis)

- hohes Maß an Phantasie und Vorstellungskraft

Störungen im Energiefluss/Blockaden:
- Schwierigkeiten, sich zu konzentrieren
- Lernschwäche; Schwierigkeiten, sich Dinge zu merken
- unruhiger Geist, rastlos, ängstlich
- Kopfschmerzen, Migräne
- Erkrankungen der Nasennebenhöhlen, chronischer Schnupfen (Rhinitis)

Das Scheitel-Chakra

Die Energie fließt/ es bestehen keinerlei Blockaden:
- Gefühl von innerem Frieden
- Selbstverwirklichung ist möglich
- gute Konstitution, kaum Erkältungen

Störungen im Energiefluss/Blockaden:
- Unzufriedenheit, Leere, geistig erschöpft
- Krebserkrankungen, Multiple Sklerose (MS), Einschlaf- und Durchschlafstörungen

Chakren-Übungen im Alltag

Wie ich in dem Punkt „Wozu dienen Übungen mit den Chakren" bereits erwähnt habe, ist es ohne Weiteres möglich, die Stimulation der Chakren in unseren Lebensalltag einzubauen. Ich möchte Ihnen einige Möglichkeiten erklären, wie Sie dies auch tatsächlich durchführen können. Sie werden erkennen, dass Sie sehr vieles bereits tagtäglich umsetzen, ohne sich dessen wirklich bewusst zu sein, denn unser Körper und unsere Seele teilen uns auf verschiedenen Wegen sehr oft mit, was gerade gut für uns wäre. Und dies setzen wir dann im Idealfall automatisch in unserem täglichen Leben um.

Das Basis-Chakra

Das Basis-Chakra wird stimuliert, indem wir Sport treiben, uns an der frischen Luft aufhalten, barfuß gehen und so Kontakt zur Erde und zur Natur herstellen. Welche Sportart dabei ausgeübt wird, ist unwichtig. Fußbäder und Fußmassagen zeigen ebenfalls Wirkung. Sie kennen vielleicht das Gefühl, wie erholsam ein Fußbad und ein anschließendes Eincremen der Füße sein können.

Das Nabel-Chakra

Das Nabel-Chakra wird durch Wasserkontakt jeglicher Art angeregt, beispielsweise durch Schwimmen, Tauchen, Wasser trinken oder in einem Bach stehen. Der Genuss von gutem Essen und Getränken wirkt sich auch auf das Nabel-Chakra aus.

Das Solarplexus-Chakra

Kurze Sonnenbäder, der Aufenthalt im Licht des Tages, im Licht der Sonne tun uns und unserem Solarplexus-Chakra besonders gut. Das Licht genießen, sich daran erfreuen, aber auch ein Lagerfeuer wecken entsprechende positive Emotionen.

Das Herz-Chakra

Für das Herz-Chakra und selbstverständlich für uns als Ganzes ist es von Bedeutung, sich selbst wichtig zu sein, sich Zeit für sich zu nehmen, Auszeiten im (beruflichen) Alltag einzuplanen, aber auch sich um Mitmenschen zu kümmern, sich ihrer anzunehmen. Tierliebe und die Liebe zu den Pflanzen, zur Natur spielen ebenfalls eine wesentliche Rolle.

Das Hals-Chakra

Alles, was mit der Sprache und mit dem Sprechen zu tun hat, stimuliert das Hals-Chakra. Beispiele: Sprechen allgemein, ein Tagebuch führen, Interesse an Fremdsprachen und fremden Kulturen, Gesang, Musizieren, seine Meinung zu sagen und dahinter zu stehen.

Das Stirn-Chakra

Meditation, Auseinandersetzung mit den Träumen, Lesen von Märchen, der Fantasie freien Lauf lassen, Beschäftigung mit Religion oder Philosophie. Auseinandersetzung mit philosophischen Fragen, mit unseren Wünschen und Zielen. Das alles hat Auswirkungen auf die Balance unseres Stirn-Chakras.

Das Scheitel-Chakra

Der gleichmäßige Energiefluss des Scheitel-Chakras wird durch den Aufenthalt in der Natur, durch Bergwandern, das Erwandern von Berggipfeln und das anschließende

Überblicken des Horizonts, durch Stille und Ruhe geför-
dert.

Spezielle Übung mit den sieben Haupt-Chakren

Ich möchte Ihnen noch eine Übungsreihe mit den sieben
Haupt-Chakren näherbringen. Sie haben die Möglichkeit,
diese Übung auf zwei Arten durchzuführen. Entweder
Sie prägen sich die wichtigsten Punkte des Textes ein,
indem Sie ihn mehrmals lesen und anschließend in Ge-
danken alle Chakren bearbeiten, oder Sie lassen sich den
Text vorlesen, während Sie entspannen. Welche Methode
Ihnen näher liegt, entscheiden Sie am besten selbst. Ich
persönlich übe sehr gerne alleine, lese mir entsprechende
Texte vorher durch, merke mir die wichtigsten Punkte
und bringe zusätzlich eigene Gedanken, Gefühle oder
Bilder ein.

Vorbereitung der Umgebung und persönliche Vorbereitung:
- bequeme, locker sitzende Kleidung
- keine Schuhe
- ruhiger Raum, keine Störungen durch Telefon
- falls Angehörige anwesend sind, teilen Sie ihnen mit,
dass Sie etwa 45 Minuten (mit Vor- und Nachphase) für
sich alleine benötigen und Störungen nur im Notfall er-
laubt sind
- heller, freundlicher Raum, kein grelles künstliches Licht
- angenehm warme Raumtemperatur, in der Sie sich
wohlfühlen

- die Übung selbst findet entweder im Sitzen oder im Liegen statt, je nachdem, was Sie persönlich bevorzugen.
Liegen: Bett, Couch oder sonstige bequeme Unterlage
Sitzen: Sessel, Hocker oder Meditationskissen
- Sie können eventuell eine Kerze anzünden, um das spirituelle Gefühl zu verstärken.

Durchführung:
Ich gehe bei der Durchführung von einer liegenden Position aus. Wie oben angeführt, können mehrere Positionen angewendet werden.

- Lege dich bequem hin.
- Die Arme liegen beidseits ausgestreckt neben dem Körper.
- Die Beine sind ausgestreckt und nicht überkreuzt.
- Atme einige Male tief ein und aus.
- Schließe langsam deine Augen und atme weiter tief ein und aus.
- Du sinkst tiefer und tiefer in ein vollkommenes Gefühl der Entspannung und in ein Gefühl intensiver und vollkommener Ruhe.
- Richte deine Konzentration nun auf das Basis-Chakra, welches sich zwischen Anus und Genitalien befindet und sich langsam nach unten hin öffnet.
- Spüre das gleichmäßige Kreisen und fühle, wie sich das Chakra mit der Erde verbindet.
- Der innerste Erdkörper besteht aus einem rotglühenden Kern und das Basis-Chakra nimmt nun diese Farbe und diese erdige Energie vollkommen in sich auf.

- Du spürst ein Gefühl der Sicherheit, Geborgenheit, du spürst Vertrauen, innere Stärke.
- Du bist mit der Erde verwurzelt und verspürst ein Gefühl von Sicherheit und Geborgenheit.
- Das Rot durchströmt vom Basis-Chakra ausgehend deinen ganzen Körper.

- Konzentriere dich nun auf dein Nabel-Chakra, welches sich etwa eine Handbreit unter dem Nabel befindet.
- Das Chakra öffnet sich mit einer leichten Schwingung nach vorne.
- Es erstrahlt in einer leuchtend orangen Farbe.
- Die Farbe wird immer intensiver und leuchtender, je länger du dich ihr widmest.
- Das Nabel-Chakra trägt die erfrischende, klare Kraft des Wassers und die Energie des Lebens und des Seins in deinen ganzen Körper.
- Verkrampfungen und energetische Blockaden werden nun nach und nach gelöst.
- Du siehst das Bild einer aufgehenden Sonne und einen strahlend schönen, sonnigen Tag.
- Die kräftig orange Farbe durchströmt nun deinen ganzen Körper und erfüllt dunkle unklare Stellen mit dieser kraftvollen Farbe.

- Konzentriere dich nun auf dein Solarplexus-Chakra, welches sich etwas oberhalb des Bauchnabels befindet.
- Es öffnet sich langsam nach vorne hin und im Zentrum wird ein goldgelbes, strahlendes, warmes Licht, gleich dem Licht der Sonne, sichtbar.

- Das Solarplexus-Chakra schwingt nun sehr kraftvoll und stark.
- Du spürst Lebenskraft und Energie in dich einströmen.
- Du betrachtest nun deine eigene innere Sonne.
- Das Licht wird immer intensiver und strahlender, je länger du ihm deine Aufmerksamkeit widmest.
- Das Licht dieser inneren Sonne durchflutet nun deinen ganzen Körper, unklare und dunkle Bereiche werden erhellt.
- Du verspürst ein intensives Gefühl von Kraft, Mut und Stärke, welches dich weiterhin begleiten wird.

- Richte deine Aufmerksamkeit nun auf dein Herz-Chakra, welches sich auf der Höhe des Herzens befindet.
- Du spürst eine sanfte, kreisende Schwingung, eine wellenartige Bewegung des Chakras, und es öffnet sich nach vorne.
- Das Herz-Chakra öffnet sich nach und nach und du siehst einen rosa Kern, welcher von einem grünen Kranz umgeben ist.
- Du spürst das intensive Gefühl von innerer Harmonie, von Liebe und von Glück.
- Durch diese intensiven Gefühle verbindest du dich nun mit allen Pflanzen, Tieren und Menschen dieser Erde, mit der gesamten Schöpfung und betrachtest dich als Teil davon.
- Diese sanfte und liebevolle Schwingung durchströmt nun deinen ganzen Körper und wird weiterhin bestehen.

- Konzentriere dich weiter auf dein Hals-Chakra, welches sich auf Höhe des Kehlkopfes befindet und sich langsam nach vorne hin öffnet.
- Du spürst eine sanfte, luftige Schwingung.
- Du siehst die zarte himmelblaue Farbe des Chakras.
- Das Leben wird leichter, freier und unbeschwerter, es wird luftiger, der Körper fühlt sich ganz leicht an, du spürst die Unendlichkeit und die Freiheit des Himmels in dir.
- Dieses Gefühl durchströmt deinen ganzen Körper und bleibt weiter bestehen.

- Spüre noch einige Zeit nach und konzentriere dich anschließend auf dein Stirn-Chakra.
- Dein Stirn-Chakra befindet sich oberhalb der Nasenwurzel, etwa zwischen den Augenbrauen.
- Richte deine gesamte Aufmerksamkeit ausschließlich auf dieses Chakra.
- Du spürst die zarte Schwingung und siehst die violette bis dunkelblaue Farbe, gleich einem Himmel in der Nacht.
- Du spürst ein Gefühl intensiver Ruhe, Gelassenheit und Harmonie, Stille breitet sich in dir aus, Gedanken sind nebensächlich und werden behutsam beiseitegeschoben, dein Geist ist hellwach und du nimmst die Energie des Kosmos in dir auf.
- Diese kraftvolle, friedvolle Energie durchströmt nun deinen gesamten Körper vom Kopf bis zu den Zehen und bleibt weiter bestehen.

- Richte deine Konzentration nun auf dein Scheitel-Chakra, welches sich in der Mitte des Scheitels, in der Mitte des Schädeldaches befindet.
- Es öffnet sich langsam nach oben hin und ein strahlend weißes Licht wird sichtbar.
- Das strahlend weiße Licht ergießt sich aus dem Kosmos in und über deinen gesamten Körper.
- Dieses Licht ist zeitlos, raumlos, es birgt die gesamte Schöpfung in sich.
- Du spürst eine tiefe Ruhe, eine unendliche Stille, du bist am Ziel deiner Reise angelangt.
- Genieße dieses Gefühl noch einige Zeit.

- Atme einige Male bewusst tief ein und aus.
- Richte deine Aufmerksamkeit langsam wieder auf das Hier und Jetzt.
- Werde dir bewusst, wo du dich gerade befindest.
- Spüre deinen Körper.
- Recke und strecke dich, gähne, wenn nötig.
- Öffne langsam wieder die Augen.
- Verbleibe noch für einen Augenblick in deiner Position.
- Stehe langsam wieder auf.
- Öffne eventuell ein Fenster und atme die frische Luft einige Male tief ein und aus.
- Strecke dich nochmals im Stehen.
- Die Übung ist beendet.

Kräuter zur Entspannung

Ich beschäftige mich bereits seit Jahren mit Kräutern, Pflanzen und deren Wirkpotential. Die Natur war für mich in meinem ganzen Leben sehr wichtig und ich finde es auch interessant, die Pflanzen benennen zu können, die wir in der Natur vorfinden. Während ich unter Panikattacken litt, habe ich immer wieder mit Kräutern versucht, mich zu entspannen und zu erholen. Die Natur bietet dabei ein großes Spektrum an Pflanzen, die wirken können. Ich habe ausschließlich die Pflanzen und Kräuter aufgelistet, welche ich während meiner Erkrankung eingesetzt habe. Kräuter können sehr hilfreich sein, um unseren Körper, unseren Geist und unsere Seele in Balance zu bringen und zu halten. Das Wissen um die Heilwirkung der Pflanzen ist Jahrtausende alt. Bereits im alten Ägypten wurde unter anderem Thymian zum Einbalsamieren verwendet. Doch in Zeiten des hochentwickelten Gesundheitssystems mit den dazugehörigen Pharmabetrieben gerät dieses Wissen immer mehr in Vergessenheit und ins Abseits. Für beinahe jedes Symptom gibt es das passende chemische Präparat, um dieses auszuschalten; jedoch wäre es in vielen Fällen viel effektiver für die Gesundheit, es erst einmal mit alternativen Methoden zu versuchen. Denken Sie beispielsweise an die Maßnahmen, die Sie einsetzen, wenn Kopfschmerzen auftreten. Die meisten Menschen greifen als Erstes zu einer Tablette und spülen diese mit einem Schluck Wasser hinunter. Zwar vertreibt das oft die Symptome, doch treten dafür unter Umständen Nebenwirkungen wie Magenschmerzen, allgemeines Unwohlsein oder ein flaues Gefühl im Magen auf. Das lästige Symptom wird vertrieben und das, wie es unserer Leistungsgesellschaft leider entspricht, möglichst schnell. Dabei gäbe es eine Alternative, die die Symptome genauso effektiv vertreiben würde. Der Haken daran ist nur, sich für sich und seinen Körper bewusst Zeit nehmen zu müssen. Ein sinnvoller Weg wäre es etwa, sich einige Zeit an die frische Luft zu setzen, ausreichend zu trinken und die Schläfen mit Minzöl zu massieren, was nicht nur äußerst wohltuend, sondern auch sehr effektiv wirkt. Wir müssten nur bereit sein, uns wieder etwas mehr Zeit für unsere Bedürfnisse zu nehmen und nicht „nur" für die anderen Bereiche unseres Lebens, für die Arbeit, die Familie, die Freunde, etc. da zu sein. Schließlich sind wir, und nur wir, für uns als Ganzes und unsere Gesundheit verantwortlich. Wir müssen nur wieder lernen, uns Zeit zu nehmen, zur Ruhe zu kommen. In diesem Kapitel möchte ich Ihnen Heilkräuter vorstellen, die beinahe überall in der Natur zu finden sind. Man muss sie nur erkennen und wieder schätzen lernen. Kräuter sind eine natürliche Apotheke, die bei sehr vielen Beschwerden helfen können. Da sich mein Buch aber um die Problematik der Panikattacken dreht, werde ich jene Kräuter vorstellen, die uns beruhigen und stärken, uns wieder in Einklang bringen. Sie werden sehen, dass Sie die meisten davon kennen, aber haben Sie auch schon einmal daran gedacht, diese wirklich aktiv anzuwenden? Ich komme ursprünglich vom Land und dort ist es noch ganz selbstverständlich, Kräuter selbst zu pflücken und zu verwenden, doch in der Stadt, in der ich jetzt lebe, erntet man oft eher seltsame Blicke, wenn man auf einer Wiese oder einem Feld am Stadtrand Pflanzen erntet und diese mitnimmt. Viele Menschen haben leider den Zugang zur Natur mehr oder weniger verloren und ihnen ist nicht bewusst, wie tragisch dieser Verlust ist. Selbstverständlich können Sie Ihre Kräuter in jeder Apotheke beziehen, doch gerade bei Panikattacken ist es sehr wichtig, sich wieder zu „erden", wieder den Kontakt zur Erde und zur Natur herzustellen, und was könnte da wohltuender sein, als sich in der Natur die Kräuter, die später verarbeitet werden, selbst zu pflücken. Sie werden erkennen, dass dieser Vorgang alleine schon sehr wohltuend und kräftigend sein kann. Also versuchen Sie es einfach und lassen Sie sich von der Wirkung überraschen. Die Natur hält eine sehr große Auswahl an Kräutern bereit, die bei Ängsten und Panikattacken hilfreich sein können. Viele Menschen haben außerdem verständlicherweise große Angst, über längere Zeit Psychopharmaka einnehmen zu müssen. Verständlicherweise deshalb, da es ja nicht gerade ideal ist, überhaupt täglich Medikamente einnehmen zu müssen. Psychopharmaka bergen davon abgesehen ein hohes Abhängigkeitspotential in sich, also ein hohes Risiko, abhängig zu werden, und in vielen Fällen muss die Dosis immer wieder gesteigert werden oder das Präparat muss durch ein stärkeres ersetzt oder ergänzt werden, um auf Dauer die gleiche Wirkung zu erzielen. Gerade in meinem beruflichen Alltag als Diplomierte Gesundheits- und Krankenschwester erlebe ich diese Problematik leider immer wieder. Das Ziel dieses Kapitels ist es nicht, Ihnen mitzuteilen, dass Psychopharmaka unter keinen Umständen eingenommen werden sollen. Ich möchte Ihnen vielmehr einen Denkanstoß geben, nicht alles gedankenlos zu schlucken, was Ihnen verordnet wird. Hinterfragen Sie kritisch, ob Sie diese Medikamente tatsächlich benötigen, und versuchen Sie es erst, was gerade bei

Panikattacken sehr sinnvoll ist, mit natürlichen Alternativen oder ergänzen Sie die Medikation zumindest damit.

Johanniskraut (Hypericum perforatum)

Johanniskraut wird schon seit sehr langer Zeit, seit der Antike, in der Volksmedizin verwendet. Es ist eine Pflanze, die viele körperliche und seelische Beschwerden lindern oder sogar vollkommen heilen kann.

Wirkung: Angstlösend und beruhigend, antidepressiv, krampflösend, beispielsweise bei Verdauungsbeschwerden, schmerzlindernd und antiviral. Bei allen nervlich bedingten Belastungen und Beschwerden. Johanniskraut erzielt auch in der Wundheilung sehr große Erfolge. Gegen Sonnenbrand.

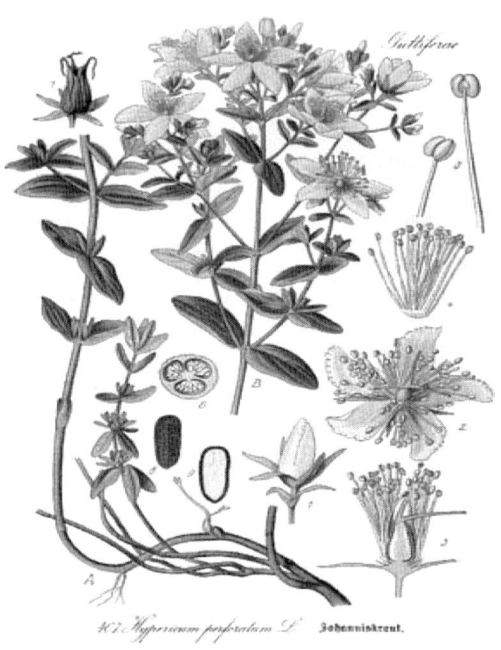

Aussehen: Das Johanniskraut (Hypericum perforatum) ist eine Pflanze, die bis zu 80 cm hoch wird. Sie wächst aufrecht und ist sehr leicht an ihren hellgelben Blütenblättern zu erkennen. Diese Blütenblätter enthalten so genannte Hypericindrüsen, wodurch die Rotfärbung entsteht, wenn Sie die Blüten mit Ihren Fingern verreiben. Genauso hat das fertige Johanniskrautöl eine intensive Rotfärbung. Die Wurzel des Johanniskrauts ist sehr stark verästelt und reicht bis zu 50 cm in die Tiefe. Der Stängel der Pflanze ist innen markig ausgefüllt (nicht hohl). Die Blätter sind oval bis eiförmig und wechselständig angeordnet. Diese werden bis zu 3 cm lang und sind mit durchsichtigen Öldrüsen übersät. Am Rand sind die Blätter mit schwarzen Drüsen versehen. Dabei handelt es sich um Ölbehälter, in denen das Öl der Pflanze konzentriert ist.

Vorkommen: Das Johanniskraut ist eine so genannte Halbschattenpflanze. Sie kommt einerseits in halbschattigem Gebiet vor, liebt andererseits aber auch sonnige Plätze, weshalb sie oft auch als Sonnenpflanze bezeichnet wird. Man findet sie in tiefen bis mittleren Höhenlagen, an Gebüschrändern, auf Wiesen, am Waldrand und Waldlichtungen und auf Böschungen.

Verwendete Teile: Blütenblätter, Sprossteile oder die ganze Pflanze ohne Wurzel

Sammelzeit: Juni bis Juli

Zubereitung:

Das Johanniskraut entfacht unsere innere Sonne und bringt Licht in unser Leben.

Johanniskrautöl: Die Blüten des Johanniskrautes in Olivenöl, Mandelöl oder Jojobaöl ansetzen. Dabei wird etwa eine Hand voll Blüten auf 1/8 Liter Öl verwendet. Der Behälter sollte durchsichtig, also lichtdurchlässig sein. Auf einem sonnigen und mäßig warmen Platz lässt man nun das Öl für 4 bis 6 Wochen stehen. Während dieser Zeit entfaltet sich die typische Rotfärbung des Öles. Nach Ablauf dieser Zeit seihen Sie die Blüten wieder ab. Am besten mit einem Leinentuch oder einem anderen Stoff. Füllen Sie das Öl anschließend in eine dunkle, am besten eine dunkelbraune Flasche. Nun ist das Öl für bis zu 2 Jahre haltbar. Die Lagerung erfolgt an einem dunklen und mäßig kühlen Ort.

Das Johanniskrautöl ist sehr vielseitig verwendbar. Es hilft in der Wundheilung, bei Sonnenbränden, bei Magenverstimmungen. Der Geruch selbst wird in der Aromatherapie angewendet. Er beruhigt und entspannt. Massieren Sie Ihre Schläfen und Ihre Handgelenkt vor dem Zu-Bett-Gehen mit dem Öl ein. Sie werden sehen, dass dies äußerst entspannend ist und außerdem wunderbar riecht. Es sollte nicht vor einem Sonnenbad angewendet werden, da es die Sonnenempfindlichkeit der Haut erhöht.

Johanniskrauttee: Der Tee der Sonnenpflanze bringt Licht, Wärme und positive, stärkende Energie in unser Leben. Gerade bei Ängsten kann dieser Tee sehr wohltuend sein. Die Zubereitung ist sehr einfach und benötigt kein umfassendes botanisches Verständnis.

1 EL Johanniskraut mit ¼ Liter kochendem Wasser übergießen und 10 Minuten ziehen lassen. Nun die Blüten abseihen und fertig ist der Tee. Trinken Sie diesen noch möglichst warm und in kleinen Schlucken. Zu der Anwendung ist noch zu ergänzen, dass der Tee über einen längeren Zeitraum verwendet werden sollte, für etwa 2 bis 3 Wochen. Ideal ist es, vor dem Schlafengehen in Ruhe eine Tasse zu genießen.

Weitere Anwendungsarten: In der Apotheke können Sie fertigen Johanniskrauttee kaufen. Außerdem auch noch Kapseln oder Dragees. Für all jene, die einen weiteren Weg in die Natur haben, ist dies sicher eine sinnvolle Alternative.

Lavendel (Lavandula angustifolia)

Wirkung: Lavendel wirkt sehr beruhigend, entspannend und auch angstlösend, gegen Angst und innere Unruhe. Er bringt Ruhe und Nervenkraft, seelische Klarheit und lenkt das Bewusstsein nach innen auf Bereiche, die bereinigt werden sollen. Bei Einschlafstörungen, gegen Reizmagen und nervöse Darmbeschwerden. Lavendelbäder helfen gegen niedrigen Blutdruck, bei Einschlafstörungen und starker innerer Unruhe. Gegen Schwellungen nach Insektenstichen.

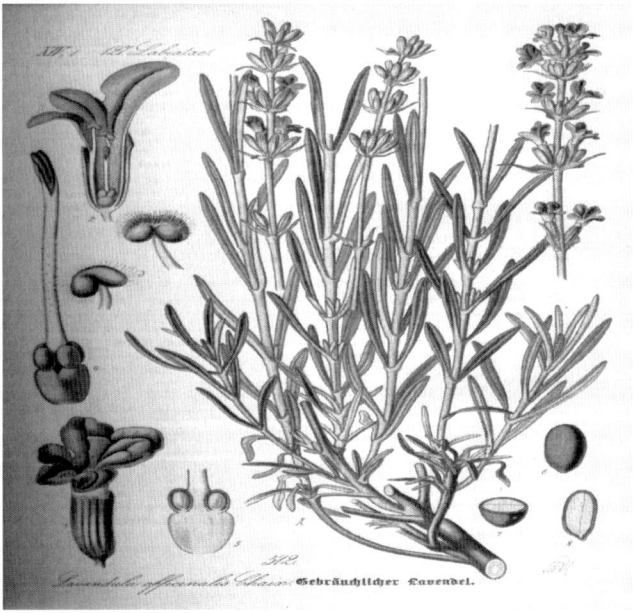

Aussehen: Die Blüten sind violett und bestehen aus sechs bis zehn Blättern. Der Strauch kann bis zu einem Meter hoch werden. Die Blätter sind länglich und lanzettenartig. Sie haben eine graugrüne Farbe, sind unten mit einem weißen Filz behaart und können sich am Rand leicht einrollen.

Vorkommen: Der Lavendel wächst gerne an trockenen, warmen Hängen. Seine Heimat ist ursprünglich das westliche Mittelmeergebiet. Vor allem in Griechenland ist er sehr verbreitet und wächst dort sehr üppig, da das dortige Klima ideal für diese Pflanze ist. Bei uns kommt er in der Natur eher selten vor. Er muss daher selbst zuhause angepflanzt werden. Je kälter die Umgebung ist, desto geruchsneutraler wird der Lavendel. Diese Pflanze liebt die Sonne, und diese Kraft und positive sonnige Energie überträgt sie auch auf den Anwender.

Verwendete Teile: Blüten, Blatttriebe: getrocknet gerebelt als Gewürz

Sammelzeit: Sommer, Juli bis August

Zubereitung:

Lavendeltee: Wie der Johanniskrauttee, so ist auch der Lavendeltee sehr einfach zuzubereiten. Sie nehmen 1-2 TL Lavendelblüten und gießen diese mit ¼ Liter heißem Wasser auf. Anschließend für 10 Minuten ziehen lassen, abseihen und noch heiß langsam trinken. Süßen Sie den Tee eventuell mit Honig und trinken Sie ein bis zwei Tassen täglich. Dieser Tee wirkt beruhigend und entspannend.

Badezusatz: Zum Entspannen können Sie einen Badezusatz aus Lavendel ganz einfach selbst herstellen. Einfach einen Liter Wasser aufkochen und über 100 Gramm Lavendel gießen. Fünf Minuten ziehen lassen, danach die Blüten abseihen und die Flüssigkeit ins Badewasser leeren. Duftet herrlich und entspannt. Sieben Sie die Blüten mit einem Waschhandschuh ab. Diesen am besten in der Badewanne mitschwimmen lassen und nach dem Baden ausdrücken. Für einen zusätzlichen straffenden Effekt der Haut diese mit dem Waschlappen am Ende des Bades abreiben.

Noch einfacher: Lavendel in ein Stofftaschentuch geben, dieses zubinden und im Badewasser mitschwimmen lassen oder Lavendel getrocknet in ein (Leinen-) Tuch geben und als Duftsäckchen verwenden.

Lavendelöl: Lavendelöl ist sehr einfach herzustellen. Eine durchsichtige Flasche bereitstellen. Lavendelblüten bis zu einem Drittel der Flaschengröße einfüllen. Mit Distel-, Mandel- oder Sonnenblumenöl aufgießen. Achtung: Bitte kein Olivenöl verwenden. An einem warmen und sonnigen Ort für 4 bis 6 Wochen stehen lassen. Anschließend die Blüten abseihen und das Öl in eine dunkle Flasche umfüllen. Hält bis zu zwei Jahren. Dieses Öl kann einerseits äußerlich angewendet werden. Wirkt beruhigend und entspannend. Innerlich angewendet hilft es bei (nervösen) Magen-Darmbeschwerden. Gegen Fieber wirkt Lavendelöl ebenfalls, indem man die Fußsohlen damit einreibt.

Baldrian (Valeriana officinalis)

Dass Baldrian eine beruhigende Wirkung hat, weiß mittlerweile, denke ich, jeder. Baldrian wirkt auch tatsächlich beruhigend und entspannend auf die meisten Lebewesen. Interessanterweise wirkt das Kraut bei Katzen jedoch genau gegenteilig. Dieser Geruch macht sie äußerst aktiv, regt sie regelrecht auf.

Wirkung: Als Beruhigungsmittel und pflanzliches Einschlaf- und Durchschlafmittel, bei Ängsten und innerer Unruhe, bei Angespanntheit und Stress, krampflösend und muskelentspannend. Ruft bei innerer Unruhe, Anspannung und Angst einen Zustand der Ausgeglichenheit hervor. Bei Kopfschmerzen und Migräne.

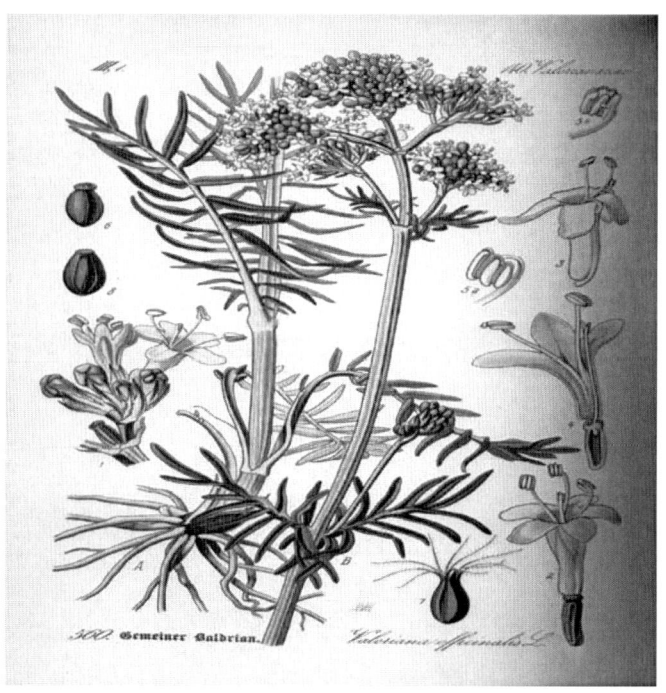

Aussehen: Baldrian ist eine mehrjährige Pflanze. Es ist eine krautige Pflanze mit einem kantigen Stängel. Die Blüten sind doldenartig angeordnet, zu so genannten Doldentrauben, und haben eine weiß-rötliche Blüte. Eine Blüte besteht aus drei bis fünf Blütenblättern. Die Blätter sind entweder einfach oder geteilt.

Vorkommen: Der Baldrian ist eine sehr robuste Pflanze. Sie gedeiht in der Sonne genauso wie im Halbschatten und ist außerdem frostbeständig. Dadurch wächst diese Pflanze beinahe auf der ganzen Welt, in Europa genauso wie in Asien, Amerika und Afrika. Sie wächst in fast jedem Boden, auch sehr gerne an Wald- und Wiesenrändern. Der Baldrian in Europa wird zwischen 50 und 100 cm hoch.

Verwendete Teile: Beim Baldrian werden die Wurzeln verwendet. Bei der Ernte ist darauf zu achten, dass die Wurzel erst saubergespült und anschließend bei einer Temperatur von 30-40 Grad rasch getrocknet wird. (z. B. in der Nähe eines Herdes, einer Heizung). Erst durch diese Trockenphase wird der für den Baldrian so typische intensive Geruch entwickelt und freigesetzt.

Sammelzeit: Mai bis September

Zubereitung:

Baldriantee: 1 TL getrocknete Baldrianwurzel am besten mit einem Mörser zerstoßen, entweder in eine Tee-Nuss geben oder einfach in die Tasse leeren und mit ¼ Liter heißem Wasser überbrühen. Zehn Minuten ziehen lassen und anschließend die Tee-Nuss entfernen bzw. den Baldrian abseihen. Je nach Geschmack kann der Tee mit Honig oder Kandiszucker nachgesüßt werden. Noch möglichst heiß an einem ruhigen Ort langsam trinken. Am besten im Bett vor dem Einschlafen trinken. Wirkt herrlich entspannend, beruhigend und schlaffördernd. Fördert die Konzentration auf das Innere und das Loslassen des Äußeren.

Baldriansäckchen: Gegen Nervosität, Unruhe und bei Ängsten. Kann auch für Kinder verwendet werden. 100 g Wurzelstückchen klein zerhackt in ein Stofftaschentuch oder ein Baumwolltuch geben und mit einer Schnur zu einem Säckchen zusammenbinden. Auf das Nachtkästchen oder neben den Kopfpolster legen.

Baldrian als Badezusatz: Dass Baldrian oral, also über den Mund, eingenommen werden kann, ist, denke ich, jedem bekannt. Darüber hinaus kann der Baldrian auch als Badezusatz verwendet werden. Der Geruch in Verbindung mit der Wärme des Badewassers entfaltet bald eine wohltuende entspannende Wirkung, die einen richtig loslassen lässt. Dazu 100 g Baldrianwurzeln mit 1 Liter brodelnd heißem Wasser übergießen und 12 Stunden ziehen lassen. Dadurch entfalten sich sämtliche Wirkstoffe nach und nach. Nach dieser Zeit die Wurzelstücke abseihen und den Sud ins Badewasser leeren.

Baldriantropfen: Baldriantropfen sind in jeder Apotheke erhältlich. Der Vorteil gegenüber Schlaftabletten ist der, dass die Tropfen nicht abhängig machen und die Wirkung sich erst über eine längere Anwendungsphase voll entfaltet.

Hopfen (Humulus lupulus)

Der Hopfen stammt aus der Familie der Hanfgewächse. Dazu zählen unter anderem der Hanf (Cannabis) und eben der Hopfen (Humulus), wobei es von beiden Gattungen sehr viele verschiedene Arten gibt. Insgesamt bestehen die Hanfgewächse aus 11 Gattungen mit Hunderten Arten. Diese Hanfgewächse wachsen, mit Ausnahme von sehr kalten Gebieten, auf der ganzen Welt.

Wirkung: Beruhigend z. B. bei Nervosität, Ängsten, innerer Unruhe, Angespanntheit, Stress und Schlafstörungen, bei Angstzuständen, bei Herzklopfen und nervösen Herzbeschwerden, bei Magen- und Darmkrämpfen.

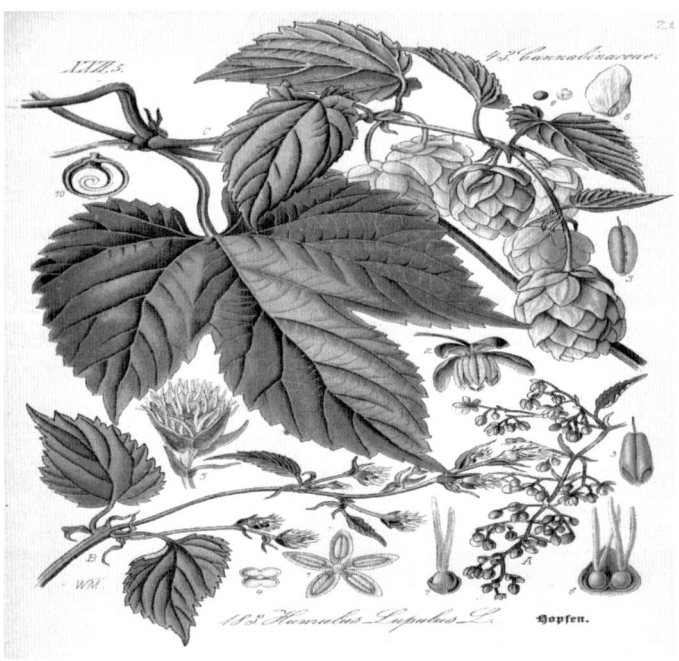

Aussehen: Der Hopfen ist eine Schlingpflanze, welche bis zu stolzen 8 Metern hoch wird. Der Hopfen in unseren Breiten ist mehrjährig. (Der japanische Hopfen ist beispielsweise nur einjährig). Der Hopfen windet sich im Uhrzeigersinn und hat einen elastischen, kantigen Stängel, der mit kleinen Klimmhaken besetzt ist, genauso wie die Blätter. Die Blätter sind drei- bis fünflappig und am Rand gezähnt. Die Rechtsdrehung des Hopfens ist eine Seltenheit, denn die meisten Schlingpflanzen sind Linksdreher, drehen sich also gegen den Uhrzeigersinn. Durch diese Drehung wirkt die Pflanze sehr kräftigend, da sie im Gegensatz zu den Linksdrehern Kräfte materialisiert und nach innen lenkt. Die Blütezeit ist von Mai bis September. Während dieser Zeit bilden sich die für den Hopfen so typischen gelblichen Zapfen.

Vorkommen: Auf der ganzen Welt. Eine sehr pflegeleichte, „dankbare" Pflanze. Wächst am Waldrand genauso wie auf Feldern und Wiesen.

Verwendete Teile: Fruchtzapfen, die so genannten Ähren

Sammelzeit: Im Spätsommer: Ende August bis Mitte Oktober wird die weibliche Frucht geerntet.

Zubereitung:

Es wird der Hopfen im Ganzen geerntet und die Dolden werden vom Stängel und von den Blättern befreit. Die geernteten Hopfenzapfen werden bei max. 50 Grad getrocknet.

Hopfentee: Bei Ängsten, Panikattacken, jeder Art von nervösen Beschwerden, bei nervösen Magenbeschwerden. Dazu 1 Esslöffel Hopfen mit ¼ Liter heißem Wasser übergießen. Zehn Minuten ziehen lassen und danach den Hopfen abseihen. Den Tee noch möglichst heiß in kleinen Schlucken trinken. Dieser Tee sollte am besten am Abend vor dem Schlafengehen getrunken werden. Es können aber bis zu drei Tassen täglich getrunken werden.

Hopfenkissen: Bei Angst und Unruhe unter den Kopfpolster oder auf das Nachtkästchen legen. Eine Hand voll Hopfen in ein Tuch oder Stofftaschentuch geben und dieses zubinden.

Hopfentinktur: Wirkt beruhigend. Dazu 5 Esslöffel frische Hopfendolden mit 5 Dezilitern 40-prozentigem Alkohol übergießen. Diese Mixtur für 14 Tage an einem warmen Ort stehen lassen. Nach abgelaufener Zeit die Dolden abseihen und die Tinktur in eine braune Flasche umfüllen. Von der Hopfentinktur können 3-5 Mal täglich 10 bis 20 Tropfen eingenommen werden.

Hopfensirup: Wirkt erfrischend und führt neue Energie zu. Zutaten: 8 Esslöffel getrocknete Hopfendolden, 2 Liter Wasser, 1 Kilo Zucker, etwas Zitronensaft. Das Wasser aufkochen und über die Dolden gießen. Zucker und Zitronensaft beimengen. Am besten über Nacht stehen lassen. Am Morgen die Dolden abseihen und den Sirup in dunkle Flaschen füllen. Dunkel und kühl lagern. So hält der Sirup bis zu einem Jahr. Zwei bis drei Gläser mit Wasser verdünnt können täglich getrunken werden.

Nachwort

Am Ende meines Buchprojekts möchte ich mich an erster Stelle bei meinem Gatten bedanken, der mir mit Rat und Tat, mit viel Liebe, Rücksicht und Geduld zur Seite gestanden ist und mich auf diese Weise bei der Umsetzung unterstützt hat. Ich danke dir, Manuel, und ich liebe dich. Für meine Leser/innen hoffe ich, dass sie viele nützliche Informationen, Tipps und Tricks erhalten haben, um sich selbst oder anderen betroffenen Personen helfen zu können, um wieder ein gesundes, psychisch stabiles Leben zu führen.

Literaturverzeichnis

Internet:

www.panikattacken.at; www.homoeopathie.at

Bücher:

Wolf Doris: Ängste verstehen und überwinden. Pal Verlag

Hay, Louise L: Gesundheit für Körper und Seele. Ullstein Verlag

Sonnenschmidt, Rosina: Heilungsprozesse in der Homöopathie im Spiegel des Gartens. Sonntag Verlag